火鍼マニュアル

淺野 周 [著]

三和書籍

はじめに

　この30年、中国ではさまざまな鍼灸法が登場した。私の『鍼法灸法学』には毫鍼だけでなく、三稜鍼、皮膚鍼、火鍼、挑鍼、芒鍼、電気鍼、穴位埋線、穴位磁気、レーザー鍼と9種類。また『鍼灸実技71選』には鑱鍼、鈹鍼、巨鍼、芒鍼、温鍼、火鍼、三稜鍼、皮膚鍼、鋒鉤鍼、小刀鍼、棒鍼、杵鍼、鬃鍼、蜂鍼、電気鍼、高周波電気鍼、熱鍼、冷凍鍼、水鍼、気鍼、注線鍼、磁鍼、磁圓梅花鍼、磁鍉鍼、マイクロ波鍼、レーザー鍼、超音波鍼と、実に27種類もの鍼が掲載してある。私の書籍だけでも、それだけの量が掲載してあるのだから、他の人が書かれた本まで合わせたら膨大な量になるだろう。このなかには埋線や蜂鍼のように、危険性があったり日本では許可されないだろうと思われる鍼法も多々ある。だがこれだけ網羅しても、まだまだ鍼法の全てではない。

　鍼法を分類してみると、作用によって毫鍼系統、異物刺激系統、電気系統、破壊系統の4つに分かれると思う。破壊系統は筋線維の切断を目的としており、小寛鍼や小鍼刀から分かれたものである。

　ここで取り上げる火鍼は、異物刺激系統に分類できる。この系統には鬃鍼、蜂鍼、水鍼、気鍼、注線鍼、穴位埋植、穴位結紮などがある。そうした鍼法や穴位刺激法が登場しなければならなかった必然性だが、それは直接灸により蛋白質を変性させる治療が辛いからであろう。

　中国では質の悪いモグサを使い、小指の頭ほどもある艾炷で施灸する。しかしあまりに熱いため、徐々に温灸に移行している。そのうち煙の問題で、赤外線治療に変わるだろう。しかし温灸では蛋白質を変性させられない。だから穴位埋鍼や穴位結紮が登場したのではないか。これならば麻酔するだけで、羊の腸で作っ

た異種蛋白を体内に埋め込むため、傷痕も大きくならず、苦痛も少ない。しかし吸収されるはずの糸が、血管内に入って流れてゆき、肺で詰まれば肺塞栓にて即死、心臓血管に詰まれば心筋梗塞、脳に詰まれば脳梗塞を起こす危険性がある。なにより鍼灸師では麻酔ができない。だから異種蛋白を使った治療は、日本の鍼灸師なら直接灸に限られている。

　私も直接灸では、ずいぶんと苦労した。鍼治療ならば、どんなに深く刺そうとも患者さんが耐えるのだが、直接灸では大抵の患者さんがギブアップする。『内経』には「灸の底面直径は3分とする。それ以下では、いたずらに傷付けるだけ」と書かれている。3分といえば、ほぼ1センチだ。しかも精製した黄色い艾では、直接灸をしても直ちに消えてしまい、あまり蛋白質が変性しない。昔ながらの自家製モグサのように、あまり精製されていない質の悪いものでなければ効果がない。灸が「久しい火」ではなく、「一瞬の火」になってしまう。

　私が火鍼を使うようになったのは1990年代の後半からだ。最初はホクロ消しに使った。当時は、背中に大きなイボがある患者さんで、刺鍼の邪魔になるため直接灸で取っていた。するとある女性患者さんが、顔のホクロが突出してきたので、イボが灸で消えるなら取ってくれという。

　それは黒いホクロが突出してきたもので、皮膚から2㎜ぐらいしか突出しておらず、根元を糸で縛ることができない。これに直接施灸すれば、必ずや正常な皮膚も焼いてしまい、瘢痕になってしまうだろう。思案していると、昔読んだ本を思い出した。たまたま于書荘の本を読んでいたとき、火鍼で顔のアザを消す話が載っていた。中国へ行ったとき、さまざまな火鍼を買ってきたが、そのなかに三頭火鍼や平頭火鍼もあった。それを使えば、このホクロも安全に消せるんじゃなかろうか？

　さっそく、平頭火鍼をアルコールランプで赤くし、ホクロに当てる。蛋白質の焦げる匂いがして、ジュッと音がする。2、3回焼いた。

「少し灰色になっただけで、ぜんぜん変わらないじゃないの！」

　こっちは痕が残ることを恐れて、表面を0.1㎜ほど焦がしただけだった。

「大丈夫です。これはホクロの蛋白質を焼いて変性させ、盛り上がったホクロを身体に異物と認識させるだけですから……あとは免疫反応で自然に消えます」

と説明した。

　それから2カ月して、朝、顔を洗っていたら、自然にポロッとホクロが取れたと患者が告げに来た。イボの治療は完全に焼き切らなくとも、表面の蛋白質を少し変性させる程度に焼けば良いのである。

　最初は三頭火鍼を使っていたが、それで平らなホクロを焼くと、どうしても痕の残ることが分かった。どうやら先端が尖っているので、皮膚に少し刺さるため痕になるらしい。そこで平頭火鍼を使った。最初は細いタングステン製の銀色に輝く平頭火鍼を使ったが、これは細い鍼尖に圧力がかかりすぎ、焼いたホクロを皮下に押し込むことになった。焼いたホクロの上に皮膚が張り出してきて覆い、青っぽいホクロへと変わっただけだった。

　どうやら細い平頭火鍼では圧力がかかりすぎるので、太い平頭火鍼を使った方が良いという結論に達した。最初は自分の左腕、そして弟子に右腕のホクロを貸して、こっちも弟子の右腕のホクロを借りるという実験を繰り返し、鍼にかける圧力や温度を試してみた。その結果、以下のことが判明した。①平頭火鍼は圧力をかけるのではなく、接触させるだけでよい。押すと皮下にホクロを押し込んで、逆に消えにくくする。②温度は高くなくてもよい。鍼が赤くなるまで焼かなくとも、接触させたホクロの周囲が発赤すれば、血行が良くなって消える。③接触させる時間は短いほどよい。④イボは深部まで焼かなくとも、表面だけを焦がせばよい。それで足りなければ再度の治療をすればよい。⑤色の白い人は全く分からなくなる。色黒の人は、染み抜きしたようにホクロの部分が白っぽく抜け、ほかの皮膚と区別が付かなくなるまで1年ぐらいかかる。

　こうしてホクロ消しの平頭火鍼を繰り返した。以前私にホクロを消して貰ったという人も現れたが、そこにホクロがあったのかどうか、拡大鏡で見ても全く分からなかった。鍼灸学校の学生にも平頭火鍼を教えたが、彼は顔中ホクロだらけだったので、次々とホクロを消していった。

　火鍼の歴史を振り返ると、火鍼の顔痣消し（于書荘）→火鍼の本数を3本にして効率を高める（三頭火鍼）→火鍼の鍼尖を無限に集めることによって効率を高める（平頭火鍼）→さらなる火鍼の用途（3インチ火鍼や三稜火鍼、火鍉鍼）と変遷してきたことが分かる。

私が火鍼を使うようになったきっかけは、子供などの顔にアザがあれば、いじめの対象になるのではないかという危惧からだった。ホクロやアザ消しは保険の対象外なので、レーザー一発何千円という治療費を払わねばならない。レーザーの装置は高いので減価償却を考えれば、そうした価格になるのは当然だろう。しかし火鍼を使えば価格も安く、子供のアザを簡単に消すことができる。それで火鍼によるアザ消し治療に関心を持った。また私が翻訳している張仁の書物からの影響もある。

　こうして人の顔のイボやホクロを消していたが、私も寄る年波に勝てず、眼の下にホクロができた。それが徐々に大きくなって、視野を遮るようになった。そこで学生に平頭火鍼を試して貰うことにした。しかし瞼はあまりに熱すぎて、思わず顔を振ってしまい、火鍼が目に入るところだった。たぶんガードを付けていたのが悪かったのだろう。それで「瞼の火鍼は、熱すぎてダメだ」という結論になった。ところが年末になると瞼のイボが大きくなり、5㎜ほどに成長して、ますます眼の上の瘤になってしまった。その前年には咽頭腫瘍ができたので、腫瘍に好かれていたのだろう。このイボを病院で取って貰うか、それとも弟子にとって貰うか悩んだ。しかし病院へ行けば治療所を休むことになってしまう。しかたなく弟子に取って貰うことを選んだ。熱いことと、ガードを使えば目に入る危険があったので、前の失敗を教訓にしてイボの根元を絹糸で縛った。そうするとイボが浮き上がって皮膚から離れる。これはよい方法だった。夏に試したときにはホクロが平たくて縛れなかった。それが秋には縛れるほどに成長している。それに縛ったことで感覚が鈍くなっているらしく、火鍼で焼いても少しチクッとするだけだ。表面を半分ほど焼いて貰って、そのまま2週間ぐらい待った。もしかすると顔を洗ったときにバイ菌が入ったのか、少し結膜炎のようになった。イボは徐々に小さくなって、なんだか糸で縛ったところが1㎜ぐらいに感じられる。そこで邪魔になったので、歩いているときむしり取った。その痕は少し出血し、小さな赤い点になったが2〜3日で消えた。恐らく無理に取らなければ、自然に落ちたことだろう。イボの痕は2〜3日で全く正常な皮膚になった。

　こうして火鍼のお世話になった私は、弟子がせがんだため北京へ連れて行き、東直門で火鍼を買って来ることにした。弟子は特殊鍼を買っていたが、私が火鍼

を買っているのをみると、「そんなもの買って、どうするんですか？」という。

「うちの喘息の直接灸、きついだろ？　異種蛋白を皮下に残すには、悪いモグサで火力を強くし、蛋白質を変性させなければならんからな。だから中国では穴位埋線といって、羊の腸線を入れたり、絹糸を入れたりして異種蛋白を残している。火鍼を使っても皮下に異種蛋白はできるだろ？」と答えた。「なるほど」と、弟子は返事し、自分も火鍼を買っていった。そして後日「喘息の患者さんに火鍼を試してみました。だいぶん呼吸が楽になったようです」と電話があった。

鍼と灸は、昔から車の両輪だとされている。鍼はいいけど灸はダメとか、灸ならできるけど鍼はダメとかでは良医とは言えないと『鍼灸資生経』にあったような気がする。しかし灸は安全だけど熱いので、「貴族や金持ちは、灸と聞いただけで怒って帰ってしまう」ともある。鍼の痛みは、ほとんどの人が耐える。しかし灸の痛みに耐える人は少ない。しかも灸は痕が残る。それで隔物灸が誕生し、棒灸が生まれた。しかし直接灸と温灸は作用が違う。温灸は体表の皮膚を温めて、体表の血管を拡張させ、体表の血液循環を良くする。しかし直接灸は体内に異種蛋白を残して、免疫力に作用する。

仮に私の下瞼にあったデコボコのイボに温灸したら、イボが消えただろうか？

しかし直接灸をしたのでは、動いて火が眼球へ入り、恐らく失明しただろう。けれどイボは取れただろう。

このように温灸と直接灸は作用が違うのである。

イボ表面を火鍼で焼いて異種蛋白を作ったら、イボは自然に取れてしまった。これは直接灸と同じ作用だ。しかし火鍼は一瞬チクッとするだけで、直接灸のような苦しみがない。私は、これまで直接灸で治療されてきた黄疸性肝炎や喘息、気管支炎などの疾患は、すべて火鍼で置き換えられると思う。また同様に異種蛋白を使った穴位埋線や結紮療法なども、やはり火鍼で置き換えられると思う。ただ残念ながら火鍼は私のホームページ（http://homepage2.nifty.com/pekingdo/zakotusinkeituu.htm#harihaihu）、または中国へ行かないと入手困難である。そこで火鍼というものを見たことがない読者のために、細火鍼と中火鍼をサンプルとして1本ずつ、計2本送ることを考えた。火鍼の本だけあっても実物を目にしたことがなければ、火鍼がどんなものなのか想像すらできない。

過去には火鍼が焠刺の道具として経筋治療に用いられた。しかし私は火鍼を、体内に異種蛋白を作って免疫力にそれを異物と認識させる目的に使おうと思う。
　温灸については、上海で熱敏灸なるものが流行している。南昌の陳日新教授が開発し、現在は大流行で、私が東直門へ火鍼を買いに行ったときも、熱敏灸なる棒灸が売られていた。普通の棒灸より倍ぐらい太い。かなり火力が強いらしいが、煙も半端ではない。それも熱敏点を探すときのみ棒灸を使用し、探し当てたら赤外線ライトを照射すれば良いと思う。これは田久和さんが本を訳して出版した。
　温灸はともかく、火鍼には問題点がある。それは刺す深さだ。火鍼は一瞬のうちに刺さなければならない。つまり焠刺は速刺速抜が原則なのだ。「鬼のような心で刺せ」と書にはある。もたもたしていれば、せっかく焼いた鍼が冷めてしまい、鍼を入れたとしても異種蛋白ができない。つまり直接灸の蛋白質変性効果がなくなってしまう。それではただの痛い毫鍼と変わらない。火鍼の効果を出すためには、焼いてから一瞬で刺さなければならない。それが難しい人のために、電気火鍼も中国にはあるらしい。しかし電圧も日本とは違うので、買って帰ったところで恐らく使い物にならない。だから火鍼が白く輝いているうちに刺さねばならない。
　うちの弟子で実験したところ、白く輝く火鍼を風池に刺しても、少しチクッとするだけで痛くないらしい。刺す側の手応えとしては、熱した針金を発泡スチロールに刺すが如く、まったく抵抗感なしでスイスイ入る。弟子は「これは少しチクッとするだけで、熱くなくて快適ですわ」という。
　そこでイタズラ心が出て、少し留鍼をしてみることにした。風池に刺す。しばらくすると弟子が「アチチチチッ」と言って身をよじる。だいたい1秒ぐらいだった。「ごめん、ごめん。ちょっと手が滑った」と答える。「気を付けてくださいよ！」と怒っている。
　「こりゃあ留鍼は無理だわ」と思った。
　一瞬で速刺速抜するというテーマは、動作を素早くすればクリアできる。鍼を焼くには、ライターかアルコールランプ、バーナーを使う。昔はあんどんの灯火を使って焼いたらしい。現在では、手で持つ薄型のアルコールランプまで、中国では売られている。
　火鍼はジャガイモやニンジン、コンニャクなど、いろいろなものに刺して速さ

を磨く。

　もう一つの問題がある。こっちのほうが重要だ。

　火鍼で喘息を治療する場合、どうしても治療点は背中になってしまう。

　私の北京中医時代の同級生が患者に火鍼をしたところ、速く刺そうと焦るあまり、足の甲に刺したついでに、勢い余ってベッドまで刺し貫いたというのだ。これを背中でやったとしたら、膏肓など確実に肺を損傷してしまう。そうならないようにジャガイモやニンジンで練習しろというのだ。

　これでは誰しも恐がって、火鍼が辛くなくても採用する人がいなくなってしまう。火鍼を熱してから刺すまでが遅い問題なら、火鍼を見れば黒くなって冷めているのが分かるので、もう一度温め直せばよい。しかし肺を刺し貫いてしまっては取り返しが付かない。それを解決しなければならない。

　そこで考えた。ストッパーを付ければいい。それならどんなに勢いよく突き刺しても、ストッパーで止まる。ストッパーは何で作るか？　複雑で高価なものではよくない。安価で簡単に作れるものでなくては。

　考えたのがホームセンターでアルミのL字アングルを買ってきて、それを4センチぐらいに切り、中央に小さな穴をあけて、山になった側から火鍼を入れる。そして火鍼を入れる穴を中心として、揚刺のように側にも穴をあけて針金を通し、火鍼が抜けないように固定する。するとL字金具がストッパーになって、ある程度以上刺さらない。もし出ている部分が長すぎるなら、目標の上にトイレットペーパーの芯を輪切りにしたものなど、輪を置くことで刺さる深さが調節できる。トイレットペーパーの芯は適当に切って高さを調節することで、刺す深さも調節できる。火鍼を熱するときは、アングルを縦にしてアルコールランプにかざして熱し、ただちに思い切りよく刺す。そうすれば深く刺さらない。もちろんアングルは面取りし、皮膚に当たっても痛くないようにしなければならない。

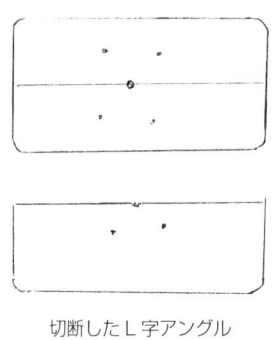
切断したL字アングル

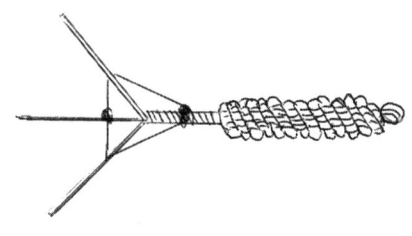
ストッパー付き火鍼

　ただ、これでは鍼尖が見えないので、目標物に当たりにくいという声がある。それには鍼柄がスッポリと入るアルミ管をホームセンターから買って来て、アルミ管を火鍼より3〜6mm短く切り、拳尖（龍頭）の輪に輪ゴムを通し、もう一方のゴムの端をアルミ管外壁に固定する。

　ゴム付き火鍼をアルミ管に入れ、火鍼を焼くときはアルミ管に爪楊枝の切った物を入れて火鍼を押し出して焼き、刺す時にはアルミ管の端を指で押さえて刺す。こうすればアルミ管と火鍼の長さの差しか刺さらない。

　こうして練習しなくとも安全に火鍼ができるようにすることで、直接灸の代わりとしての火鍼が普及し、蛋白質を変性させる打膿灸と同じような効果があり、患者に痛みが少なくて瘢痕も残らない治療法が誕生するのではないかと思った。

　喘息などの場合、大人の喘息なら直接灸でも治療できるが、子供の喘息治療では直接灸ができない。子供では成長とともに灸痕も大きくなるからだ。だから一般的にショウガ灸を使って隔物灸するが、なかなか効果を感じられない。その原因は、隔物灸の効果は温めているときだけだが、直接灸は変性した蛋白質が残って持続的に刺激するためだろう。同じように持続的に刺激する円皮鍼なら効果があるかもしれないが、昔から直接灸で治療されてきたものに円皮鍼は少しギャップがあり、治らない恐れもある。だから作用の近い火鍼を使うのだ。

　火鍼を使った治療は、私が痛みの治療で用いている神経筋肉的な治療法とはまったく違う。それは硬直した筋肉を緩めて神経の圧迫を解くという、小鍼刀理論とは治療メカニズムが違うからだ。喘息を例にすれば、昔から結核や喘息のよう

な慢性の咳には膏肓が使われている。陽を通らせる目的で大椎や至陽なども使われる。肺が原因というので肺兪、風邪が原因というので風門なども使われる。そしてとりあえずの発作を止めるために治喘や喘息などの新穴もある。

　火鍼の治療は異種蛋白質を作るという面で直接灸と作用が似ているため、昔から経験的に使われている穴位を用いる。実際に私が使っている直接灸の治療穴は喘息治療ぐらいなので、それだけでは少ないから他の書籍を参考にして転載するしかない。これは私が採用している北京堂式の「硬直した筋肉線維を緩める」という治療法ではないため、あまり深刺はせずに表面の皮下組織を変性させるのみに留める。それならどうして3インチの火鍼が存在するのかということだが、昔風の「熱によって筋肉の冷えを追い出す」という方法を使う人もあるのだろう。

　だいたいにおいて灸は慢性の疾患に使うが、それは灸によって変性した蛋白質が長期にわたって刺激するためだ。その方法は効果があるものの、激しい苦痛を伴う。深谷灸のように空気を遮断して酸素供給量を減らし、緩慢に燃やすことで熱さを和らげる方法もあるが、それでは蛋白質の変性効率が悪いだろう。ここで私が提案している火鍼は、煙が出なくて痛みの少ない施灸法だと理解してもらえばよい。それでは次に火鍼の種類、これまで用いられた火鍼の代表的な方法、疾患ごとの治療例などを述べる。

火鍼マニュアル　目次

総論編

一. 火鍼とは ── 16
 1. 火鍼の材質 ── 16
 2. 火鍼の種類 ── 16

二. 操作方法 ── 20

三. 火鍼の運鍼 ── 21

四. 操作の特徴 ── 21

五. 火鍼操作を他の刺鍼手法と併用 ── 22

六. 火鍼の操作 ── 24

七. 火鍼の注意事項 ── 26
 1. 火鍼の禁忌 ── 26
 2. 注意事項 ── 26

八. 火鍼の練習 ── 27

九. 火鍼の原理と作用 ———— 28
    1. 火鍼治療の原理 ———— 28
    2. 火鍼の作用 ———— 30

十. 火鍼の各流派 ———— 34
    1. 師氏の新九鍼の火鍼 ———— 34
    2. 賀氏三通法の温通法 ———— 35
    3. 壮医経筋の「燔鍼劫刺」 ———— 36

治療編

一. 内科疾患 ———— 40
    ❖ 気管支喘息 ———— 40
    ❖ シャックリ ———— 41
    ❖ 慢性胃炎 ———— 42
    ❖ 過敏性腸症候群 ———— 44
    ❖ 高血圧 ———— 45
    ❖ 脳梗塞 ———— 47
    ❖ 慢性腎炎 ———— 48
    ❖ 片頭痛 ———— 49
    ❖ 三叉神経痛 ———— 50
    ❖ 顎関節症 ———— 51
    ❖ 癲癇(てんかん) ———— 51
    ❖ 後頭神経痛 ———— 53
    ❖ 顔面痙攣 ———— 54

- ❖ 顔面麻痺　　　　　　　　56
- ❖ 坐骨神経痛　　　　　　　57
- ❖ 大腿外側皮神経炎　　　　58
- ❖ 末梢神経炎　　　　　　　59
- ❖ 硬皮症　　　　　　　　　60
- ❖ 強直性脊椎炎　　　　　　62
- ❖ リウマチ熱性関節炎　　　63
- ❖ 関節リウマチ　　　　　　64
- ❖ インポテンツ　　　　　　66
- ❖ 前立腺炎　　　　　　　　67
- ❖ 前立腺肥大　　　　　　　68

二．外科疾患　　　　　　　70

- ❖ イボ痔　　　　　　　　　70
- ❖ 裂肛　　　　　　　　　　70
- ❖ リンパ結核　　　　　　　72
- ❖ 頚椎症　　　　　　　　　73
- ❖ 背筋筋膜炎　　　　　　　75
- ❖ 慢性腰痛　　　　　　　　76
- ❖ 慢性棘下筋損傷　　　　　77
- ❖ 五十肩　　　　　　　　　78
- ❖ 肩甲挙筋損傷　　　　　　80
- ❖ 上腕骨外側上顆炎　　　　81
- ❖ 急性リンパ管炎　　　　　82
- ❖ 腱鞘炎　　　　　　　　　84
- ❖ 神経線維腫　　　　　　　85
- ❖ ガングリオン　　　　　　86
- ❖ 第3腰椎症候群　　　　　 87
- ❖ 上臂皮神経痛　　　　　　88
- ❖ 棘上靱帯と棘間靱帯の損傷　90
- ❖ 変形性膝関節炎　　　　　90
- ❖ 膝関節水腫　　　　　　　92
- ❖ 膝関節側副靱帯損傷　　　93

- ❖ 膝関節外傷性滑膜炎 ——————— 94
- ❖ ベーカー嚢胞(のうほう) ——————— 95
- ❖ 静脈炎 ——————— 97
- ❖ 腓腹筋痙攣 ——————— 98
- ❖ アキレス腱滑液包炎 ——————— 99
- ❖ 足関節捻挫 ——————— 100
- ❖ 踵骨痛(しょうこつ) ——————— 101
- ❖ 急性乳腺炎 ——————— 102
- ❖ 乳腺房増殖 ——————— 103
- ❖ 乳腺線維腺腫 ——————— 105

三．婦人科疾患 ——————— 106
- ❖ 子宮付属器炎 ——————— 106
- ❖ 子宮筋腫 ——————— 108
- ❖ 生理痛 ——————— 109
- ❖ 機能性子宮出血 ——————— 110
- ❖ 外陰白斑症 ——————— 111

四．小児科疾患 ——————— 112
- ❖ おねしょ ——————— 112
- ❖ 小児喘息 ——————— 113
- ❖ 流行性耳下腺炎 ——————— 114

五．皮膚科疾患 ——————— 115
- ❖ 扁平疣贅(ゆうぜい) ——————— 115
- ❖ 伝染性軟疣(なんゆう) ——————— 117
- ❖ 尋常性疣贅(ゆうぜい) ——————— 118
- ❖ 尖形コンジローム ——————— 119
- ❖ 帯状疱疹 ——————— 120
- ❖ 円形脱毛症 ——————— 121
- ❖ 湿疹（アトピー性皮膚炎・滲出型） ——————— 122
- ❖ 神経皮膚炎（アトピー性皮膚炎・乾燥型） ——————— 124

- ❖ ジンマシン ―― 125
- ❖ 乾癬 ―― 126
- ❖ 皮膚掻痒症 ―― 128
- ❖ 尋常性白斑（白なまず）―― 129
- ❖ そばかす ―― 130
- ❖ 汗疱状湿疹 ―― 131
- ❖ アテローム（粉瘤）―― 132
- ❖ わきが ―― 134
- ❖ 凍瘡(とうそう)（しもやけ）―― 135
- ❖ 褥瘡(じょくそう) ―― 136
- ❖ 鶏眼（うおのめ）―― 137
- ❖ 痤瘡(ざ)（ニキビ）―― 138
- ❖ 酒渣鼻(しゅさび) ―― 139
- ❖ 脂漏性角化症（老人斑）―― 140
- ❖ 色素性母斑（アザ）―― 141
- ❖ 皮膚癌 ―― 142

六. 耳鼻咽喉眼科 ―― 142

- ❖ 結膜炎 ―― 142
- ❖ 麦粒腫 ―― 143
- ❖ 難聴と耳鳴 ―― 144
- ❖ 花粉症（アレルギー性鼻炎）―― 146
- ❖ 副鼻腔炎（蓄膿症）―― 147
- ❖ 扁桃腺炎 ―― 148
- ❖ 慢性咽頭炎 ―― 149
- ❖ 歯痛 ―― 150
- ❖ 口内炎 ―― 151

総論編

一．火鍼とは

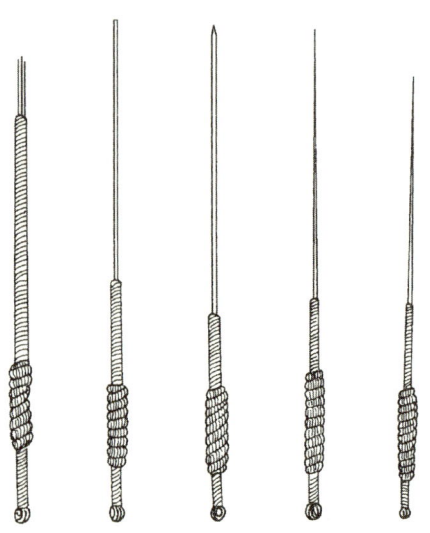

一般的な火鍼の種類

1. **火鍼の材質**：火鍼として使うには、弾性があり、高温に耐え、火で軟らかくならないなどの条件がある。そうでなければ効果が悪く、また折鍼や彎鍼が起きかねない。鉄製やステンレス製の火鍼は、何度も使用すると折鍼や彎鍼の恐れがある。そのためタングステン合金やタングステンマンガン合金、チタンクロム合金などで作られるが、なかでもタングステンマンガン合金は高温に耐え（融点2000℃以上）、硬くて火に強く、変形しにくくて折れにくいうえ、耐久性もあるので一般に使われている。
2. **火鍼の種類**：一般に細、中、粗（太）がある。粗火鍼はアザ消しにも使われていたため、鍼を集めた方が効率的だと考えられて三頭火鍼が登場した。さらに鍼尖を多く集めた方が効率的なら、いっそ鍼尖だけ集めて平面にしてしまえというわけで平頭火鍼が誕生した。また三稜鍼や鍉鍼の火鍼もある。次に、さまざまな火鍼をざっと紹介する。

(1) **細火鍼**：直径0.35mmだから28号毫鍼に相当する。細くて刺入しやすく、鍼孔が小さいので、顔や額など皮膚の薄い部位で用いられる。

　適応症：①寒証や虚証―慢性胃腸炎、慢性胃炎など虚寒性の慢性臓腑疾患、リウマチ性関節炎、五十肩、テニス肘、難治性顔面麻痺など虚寒証すべて。②外科疾患―リンパ結核、脊椎カリエス、他の骨結核、結核性腹膜炎、ガングリオン、外陰ジストロフィー、ソバカス、黒アザ、多発性疣贅など。

　操作法：細火鍼は点刺法が多用される。バーナーかアルコールランプで鍼体が白く光るまで焼くが、このとき700～800℃に達する。一般に母指、示指、中指で鉛筆を持つように鍼柄を挟み、鍼尖を上へ向けてアルコールランプの火で加熱し、鍼体が白く輝くようになるまで焼く。鍼尖を下へ向けて焼くと手が熱い。鍼体が白く輝くようになったら適当な温度になるまで待ち、すばやく穴位へ点刺して必要な深さまで入れ、抜鍼したら綿花で押さえる。昔から火鍼を使うときは、心を鬼にして刺せと言われている。ためらっていると鍼体温度が下がり、効果がない。こじれた疾患では留鍼し、冷めるのを待って抜鍼すると書かれた火鍼本もあるが、メチャクチャ熱いので推奨しない。火鍼した5日以内は施術部位を水に濡らさないようにする。

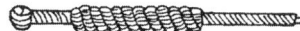

細火鍼

(2) **中火鍼**：直径0.5～0.7mm。中粗火鍼とも呼ぶが、本書では文字数節約のため中火鍼とする。粗は「太い」という意味である。刺入しやすくて常用され、皮膚の厚い部位でも使える。最近は3インチ（75mm）の中火鍼もある。

　適応症：細火鍼と同じだが、鍼が太いので、邪が肉にあるものを治療する。

　操作法：細火鍼と同じ。

中火鍼

(3) **粗火鍼**：直径2mmと太く、鍼体長さも2寸鍼と同じで、価格も高い。皮膚の厚い部位に適し、硬い筋肉に刺して、経気を刺激したり、経絡を通じさせる効能がある。寒証や痺証、ひどく角質化した皮膚病などに使う。

　適応症：①外科の排膿—化膿性乳腺炎、膿や瘻管ができたリンパ結核、癒合しない潰瘍など。②外科疾患—色素斑、疣贅、膿瘍、ソバカスなど。

　操作法：細火鍼と基本的に同じだが破壊力が強いため、粗火鍼は病変局部に施術するのみで、細火鍼のように穴位へ点刺することはない。太くて冷めにくいので局部を連刺し、浅く刺入する。アルコールランプで赤くなるまで熱することは困難なため、バーナーを使う。

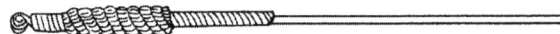

粗火鍼

(4) **三頭火鍼**：0.75mmの鍼を3本束ねた形で、価格も一般の火鍼の3倍。鍼体の長さは1〜3.5cm。

　適応症：①焼灼面積が大きいが、鍼尖があって刺さるので、烙刺して疣贅や鶏眼（魚の目）などを除去する。②百会や四神聡へ点刺し、難治性の不眠や眩暈、頭痛、尿貯留、痙性斜頸などを治す。

　操作法：鍼体の短いものは、指が熱い。火鍼を白く焼き、穴位に速刺速抜する。イボには頂部へ1〜2mmほど刺入し、抜鍼時にすばやく綿花で押さえ、出血を防ぐ。刺鍼して48時間は患部を乾燥させ、清潔にする。鍼尖温度が低ければ鍼体が赤い。鍼体が白く輝くようになってから刺入しないと刺入や抜鍼しにくく、激痛を伴う。

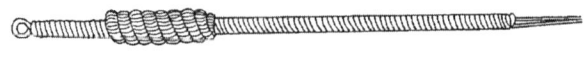

三頭火鍼

(5) **平頭火鍼**：直径1.2mmだが細いのもある。鍼尖が平らなので、不良品と思う人もいる。平頭火鍼がなければ鋼鉄用ドリルの反対側で代用できる。

　適応症：①眼病―肝虚による目翳や遮目。肝虚により目がかすんだり、涙が出たり、目に膜が張って瞳孔を覆ったとき平頭火鍼で取り去る。②皮膚疾患―色素斑、アザ、老人斑、シミ、ソバカスなど。

　操作法：①角膜表面では赤く焼き、瞳孔前にゆっくり近づけて、覆っている膜を徐々に炙って乾かし、破れるようにする。翳膜（覆っている膜）が破れたら目薬を滴らす。②シミやアザには太い平頭火鍼を使う。やはり赤く焼く。白く輝くまで熱すると温度が高すぎるので、冷ましてから使う。そして患部に軽く一瞬だけ接触させる。

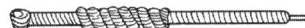

平頭火鍼

(6) **三稜火鍼**：直径1.8mmぐらい。粗火鍼より少し細い。加熱したあと三稜鍼として使用する。

(7) 最近はマイナスドライバー型や小眉刀型した火鍼もある。イボを焼き切るのに使う。またヒーター式の電気火鍼も登場したが、あまり普及していない。

二．操作方法

(1) **選穴**：火鍼の選穴は毫鍼と同じ原則だが、一般に少ない。辨証と特効穴によって取穴することが多い。実証と青壮年は少し多く取穴する。患者の体位を決めてから選穴する。

(2) **消毒**：施術部位を消毒し、病巣を鍼で破ったら、患部をアルコールか生理食塩水で洗う。

(3) **焼鍼**：鍼を焼くことが火鍼のポイントである。『鍼灸大成』には「灯火の上で焼き、赤くなれば効果がある。赤くしなければ病気が治らないばかりか、かえって人を傷付ける」とある。だから赤く焼かなければ効果がない。一般にアルコールランプで鍼を焼く。皮膚を消毒し、左手でランプを持って穴位に近づけ、右手で鉛筆を持つように鍼柄を挟み、鍼尖と鍼体を炎の尖端へ入れ、刺入する深さによって焼く長さを決める。熱ければ鍼柄を綿花で包む。

(4) **刺入深度**：『鍼灸大成・火鍼』に「深すぎれば経絡を傷付け、浅すぎれば病が去らない。ただ中間を取るというのみ」とある。刺入深度は病状や体格、年齢、刺入部位の筋肉の厚さ、血管の深さなどによって決める。一般に四肢や腰腹部は3〜12mmに、胸背部は2〜5mmに刺す。

(5) **刺入**：鍼が赤くなるまで焼いたら、すばやく正確に穴位か部位へ刺入し、ただちに抜く。これをモグラ叩きのように一瞬でおこなうため、術者は神経を集中させ、熟練した早技が必要である。まさに『内経』の「手は虎を握るが如く、精神は何事にも乱されず」という言葉通りである。

(6) **抜鍼**：火鍼が一定の深さまで達したら直ちに抜鍼し、乾いた消毒綿花で鍼孔を押さえる。もし排血や排膿が必要ならば、血や膿を出しきってから乾いた消毒綿花で鍼孔を塞ぐ。火鍼も鍼なので、施術する前に皮膚を消毒する。また火鍼は免疫機能を刺激し、焼くことで無菌になるため感染する恐れが少なく、刺鍼後も特殊な処置はいらない。

(7) **留鍼**：火鍼治療はスピードが大事なので留鍼することはない。だが火鍼を使って祛瘤、化痰、散結するとき1〜5分間留鍼する治療者もある。例えばリン

パ結核では1〜2分間留鍼し、遠道穴を使った疼痛治療では5分間留鍼したりする治療者もいる。

三．火鍼の運鍼

　火鍼治療は速さが身上なので留鍼することはなく、刺入して直ちに抜鍼する。すべての操作を終えるのに1秒かからない。火鍼を赤く焼き、十分な温度になれば刺入し、熱の力で経気を刺激し、気血を推動して、経絡を温通させる。火鍼の温度は短時間で下がるので、留鍼しても刺激作用がない。だからスピードが火鍼治療に大切である。

　火鍼を刺入したあと1〜5分間留鍼し、それから抜鍼する治療者もいる。その場合は留鍼中、いろいろと補瀉手法したり、放置して正気の回復を待つという。

　留鍼について『千金翼方』は「腹のシコリには鍼を停め、しばらく動かすと良い」と記載している。留鍼中は火鍼の熱が伝わって非常に熱いが、そのとき補瀉手法によって邪気を追い出せば、正気が回復するという。この方法には祛腐排膿、化瘀散結の効能があるといわれ、リンパ結核や腫瘍、膿瘍など、壊死したり異常に増殖した組織に使われたりする。

四．操作の特徴

　火鍼の操作法は、他の鍼法と異なり、「落ち着いて、正確に、速く」がポイントとなる。だから施術者は気持ちを落ち着けて、慌てず騒がず、確実に操作する。そして正確に部位を特定し、適切な深さと方向へ刺入する。最後に速刺速抜が重要である。深く速刺して留鍼するためには、鍼が白くなるまで熱しなければならない。そうしないと刺入しにくく、抜きにくくなる。抜鍼もスピーディにする。

五．火鍼操作を他の刺鍼手法と併用

　基本操作ができるようになれば、状況によって異なる刺鍼方法を併用する。それには一般的に浅い点刺法、深い速刺法、ゆっくりした烙刺法、まばらな散刺法、集中した密刺法、病巣を囲む囲刺法、火鍼刺血法などがある。どんな手法であれ、刺し終わったら消毒綿で押さえ、痛みを散らす。痛みがひどい患者には留鍼し、鍼が冷えてから抜鍼してもよいが、施術して5日以内は鍼孔を濡らさないようにして感染を防ぐ。次に火鍼の手法と適応症を述べる。

　押手でアルコールランプを持ち、刺手の母指・示指・中指の3指で鍼柄を掴み、患者を楽な姿勢にして、施術部位をアルコール消毒する。鍼を焼くときは、鍼尖を45度角で上にして焼く。鍼を焼いて白くするか、赤くするか、少し赤くする程度かは手法によって異なる。

(1)　**浅而点刺法**：本法は軽く浅く刺鍼するが、症状と分証帰経（経絡に帰属させる）に基づいて、経絡上の穴位に火鍼を刺す。または病巣部から相応する治療点を選んで火鍼する。病位が浅い表層だから浅く点刺する。

　　経穴の刺法は、火鍼で経穴を刺激して温通経脈、行気活血、扶正祛邪、平衡陰陽、調節臓腑の作用を発揮する。こうした刺法は一部の内科疾患で用いられ、細火鍼や中火鍼を使用し、毫鍼に比較して浅く刺入する。また病巣部への点刺は皮膚病などに使い、粗火鍼や平頭火鍼、三頭火鍼が用いられる。色素斑、尋常性疣贅、扁平疣贅、肉様疣贅、小血管腫、指関節炎、難治性顔面麻痺、三叉神経痛、眼窩上神経痛、慢性で治りにくい皮膚潰瘍や粘膜潰瘍、爪真菌症、白癜風などを主治する。浅い点刺法は安全なため、臨床で広く使われており、緊張していたり虚弱な年少患者に適している。

(2)　**深而速刺法**：やはり細火鍼や中火鍼が主である。病状によって経穴や病巣部圧痛点を取り、同じように速く点刺するが、病位が裏にあるため刺入が深い。

　　本法は筋肉や関節、さまざまな神経痛に適用する。圧痛点は局部の経気が通じず、気血が滞った反応点なので、火鍼で圧痛点を刺激すれば、局部の経脈を通じさせ、気血が運行し、痛みが和らぐ。疼痛点の点刺法は、中火鍼を

使って深く刺入するが、それで幾つかの内科疾患も治療できる。リウマチ性や退行性、創傷性の関節炎、五十肩、テニス肘、慢性腰痛、坐骨神経痛、三叉神経痛などの疼痛、慢性胃腸炎、慢性結腸炎、脳卒中後遺症、不眠などの慢性疾患、外陰ジストロフィー、各種関節水腫、カルブンケルの排膿、乳腺炎の排膿、皮下嚢胞、滑液包炎、浮腫、リンパ結核、魚の目などを主治する。深い速刺法は、患者の体質の虚実、体型などによって深さを決めるが、内臓や五官、大血管や神経幹の近くで深刺すると事故に繋がりやすい。原則としては浅く、細い火鍼で、四肢は深刺するけれど顔面や背部は浅刺するというのが火鍼の原則だが、施術部位や穴位によって一様ではない。

(3) **疎而散刺法**：火鍼を病巣部位で散鍼する。本法も点刺法だが、刺鍼回数の多いところが異なり、刺鍼部位が散在し、面積が大きい。

火鍼の温熱作用により温陽益気し、それによって局部の気血運行を改善させ、経絡を通調させて、痺れを消したり、痒みを鎮めたり、痙攣や痛みを止める。散鍼法は1.5cm間隔で刺し、細火鍼を用いて、刺入が浅い。肢体の痛みや痺れ、病邪が表面で広範囲にある色素斑、湿疹、炎症、疥癬類の皮膚病など、病位が浅く、病巣の広い疾患を治療する。

(4) **集中密刺法**：火鍼を病巣部に密集させる刺法である。この方法は火鍼の熱を使って局部の気血を運行させ、病巣の組織代謝を促し、痛みを緩解する。

密刺は神経皮膚炎や乾癬など、主に肥厚や角質化する皮膚病に適用する。密集させる度合いは病変の程度によって決めるが、一般に1cm間隔で、重症なら密に、軽症ならまばらに刺鍼する。病変部位の皮膚が厚くて硬ければ粗火鍼で刺入するが、薄ければ中火鍼にする。刺入深度は、正常な組織に接触させる程度で、浅すぎても深すぎても効果がない。

(5) **病巣囲刺法**：火鍼で病巣部を囲むように刺入する。刺入点は、病巣と正常組織の境界線を取る。この方法は毫鍼の囲刺や揚刺に似ている。病巣周囲に火鍼を刺し、経脈を温めて通じさせることにより、局部の気血循環を改善させ、組織の再生を促す。

潰瘍面が癒合しないオデキ、難治の円形脱毛症、局部組織の損傷など、範囲が狭い皮膚科や外科疾患に用いる。

囲刺法では中火鍼を用い、1～1.5cm間隔に刺鍼する。刺入深度は病巣の深さによって定め、病巣が深ければ深刺、浅ければ浅刺する。

(6) **慢而烙刺法**：赤く焼いた火鍼をゆっくりと刺入し、熱を浸透させることで局部組織を焼き、局部の経脈を温通させて、損傷した組織を修復したり、局部のポリープを除去する。これは平頭火鍼や鈹鍼などで用いる。

老人斑、そばかす、浅血管腫、乾癬、内外痔、切れ痔、フィステルなど、色素斑や疣贅で多用される。本法では創傷面を保護し、感染させないようにする。

(7) **火鍼刺血法**：専用の三稜火鍼がなければ、太い毫鍼や三稜鍼、縫い針、圓利鍼などで代用する。これは直径0.5mm以上の火鍼で多用され、瘀血で通じなくなったり、鬱熱による癰膿（化膿したカルブンケル）などで使われる。

左手でアルコールランプを持つか、助手にアルコールランプを持たせ、患者に近づいて施術しやすいようにし、一般に鍼尖から5mmほど赤くなるまで焼いて、赤い鍼尖を穴位や病巣へ刺し、すぐに抜いて出血させる。暗褐色だった血が赤く変われば自然に血が止まるが、圧迫止血してもよい。3～20mℓ出血させ、血が止まったら消毒する。1週間は清潔にし、水がかからないようにする。

六．火鍼の操作

火鍼の操作法は目的によって使い分ける。

(1) **祛腐透膿**：癤（フルンケル）、膿瘍、組織感染などで使われる火鍼治療。一般に初期ならば、癤の頭部へ1本直刺し、根部まで到達させる。癤が大きければ、オデキの左右から中心へ向けて2本斜刺する。速刺速抜し、ほどほどに出血させる。化膿しても潰れていなければ、火鍼を癤の側面や頂端から膿瘍に速刺し、膿を排出する。

(2) **軟堅散結**：リンパ結核、鶏眼（魚の目）、血管腫、脂肪腫などに火鍼治療は効果がある。リンパ結核の火鍼治療は、腫瘍結節型なら最大の結節を選んで、その上中下に1本ずつ、中心へ向けて速刺速抜する。化膿していても

潰れていなければ、粗火鍼を病巣中心に直刺して排膿を促す。潰れて破れていれば、その周囲5㎜を火鍼で浅刺、囲刺する。瘻孔があって瘻管を形成していれば、適当な長さの火鍼を管腔へ刺入すると、祛腐生新して収斂を促す。火鍼で鶏眼を治療するときは、赤く焼いた鍼を鶏眼の基底部中心へ入れ、鶏眼根部を速刺して、患者が痛みを感じたら抜鍼する。一般に1回で治癒する。血管腫や脂肪腫は、膨れた中心へ火鍼を直刺する。

(3) **消腫止痛**：爪甲下の血腫（血豆）を火鍼で治療するには、火鍼を赤く焼き、爪甲下で紫褐色となった中心を速刺する。爪を通過すればよい。抜鍼と同時に紫褐色の瘀血が鍼孔から流れる。普通は治療の当日に痛みが減り、3日後に消える。さらに腱鞘や皮脂腺膿瘍も火鍼で治療できる。その方法は、左手で嚢胞を挟み、内容物を一方に寄せて血管を避け、嚢胞を隆起させる。そして赤く焼いた火鍼を嚢胞深部へ速刺速抜し、乾いた綿花で鍼孔を挟み付け、ゼリー状の粘液を出す。ふつう1回で治癒する。

(4) **温経通絡**：火鍼の熱が肌腠に浸透して、温経通絡の作用を発揮し、顔面神経麻痺、坐骨神経痛、五十肩、脊椎や腰椎の痛みや関節リウマチなどを治療する。顔面麻痺の治療では、まず患側顔面が熱くなって赤くなる程度にマッサージし、左手で舌圧子を持って患側の口角と頬を引っ張り、患側口角で唇と皮膚の境目を火鍼で直刺する。抜鍼後は、すぐに患側の太陽と天牖を点刺する。6〜7日に1回治療する。腰背や関節、大腿の痛みでは、疼痛部位の軟組織周囲から圧痛点を探して点刺する。

(5) **止咳平喘**：大椎、喘息、風門、肺兪、心兪などに速刺速抜すれば、小児肺炎、気管支炎、気道感染、百日咳などに効果がある。

(6) **祛除斑点**：顔面部の斑点やイボ、アザなどに火鍼が使われ、美容効果を上げてきた。ソバカスなどは火鍼や平頭火鍼で接触点刺、盛り上がったアザは火鍼や三頭火鍼で少し深めに刺入し、何度も刺し直して表面を平らにする。尋常性疣贅は火鍼でイボを突き刺したあと、三頭火鍼で焼いて皮膚と平らにし、少し皮下を焼いて全部炭化させる。

七. 火鍼の注意事項

1. 火鍼の禁忌

(1) 毫鍼治療と同じく、緊張していたり、空腹、満腹、疲労の直後、血を見ると失神する、酔っぱらいなどには禁忌である。

(2) 患者に既往歴を尋ね、糖尿病や血友病、白血病などがあれば火鍼しない。

(3) 発熱していれば火鍼しない。夏季には下腿の内側や足には火鍼しない。風寒湿証に使い、熱証は避ける。

(4) 顔面部では注意する。古人は顔面部に火鍼しなかった。『鍼灸大成・火鍼』には「身体中、どこでも火鍼できるが、顔だけは避ける」とある。火鍼すると小さな瘢痕が残る恐れがあることから、古人は禁忌とした。だから顔のアザやイボを取るとき以外は、顔面に火鍼を用いなかった。しかし細火鍼ならば瘢痕にならない。だから古人の火鍼禁忌も絶対ではなく、于書荘などは昔から顔面に火鍼を使って、アザなどを消していた。

(5) 血管や神経の通り道に火鍼しない。神経や大血管だけでなく、内臓や重要な器官にも火鍼は禁忌である。

(6) 刺入深度が2～7mmの深さなら処理する必要はない。しかし10～12mmならば消毒ガーゼで覆い、絆創膏で1～2日留める。

2. 注意事項

施術する前、患者に説明して恐怖感をなくし、皮膚を消毒して感染させず、すばやく正確に刺入する。出血の量は病状に基づいて決める。

(1) **術者**：火鍼操作は、鍼尖を赤く熱し、正確にねらいを定め、すばやく刺鍼することがポイントである。熱して赤いうちに刺入すれば、火鍼の貫通力が強く、抵抗が小さいので短時間に刺入できる。また熱いうちに刺入すれば、破壊力が強く、効果も良い。火鍼は毫鍼と違い、いったん刺入したら方向を修正で

きない。だから正確に刺入する必要がある。そこで爪先で皮膚に×印をつけ、そこへ刺入する。すばやく操作すれば、患者に一瞬の痛みしかなく、熱が空中に放散する恐れもない。だから首を刎ねるような覚悟で、一瞬のうちに操作を完了する。鍼を焼くとき、熱源を施術部位に近づけすぎないようにする。

(2) **患者**：火鍼した当日、鍼孔が発赤したり、小さな紅点が盛り上がったり、刺鍼部位が痒くなれば正常な反応である。軽い鍼孔の火傷は、数日で自然に消えるので、特に処置する必要もない。鍼孔が痒くても掻いてはならない。掻くと鍼孔が広がり、感染する。火鍼した当日は入浴せず、鍼孔を保護して汚水の侵入や感染を防ぐ。刺鍼して、局部の赤みが消えないうちは絆創膏を貼って入浴する。火鍼治療中はセックスせず、生ものや冷たい食品を避け、身体の陽気を保つ。

八．火鍼の練習

1. 指力は、母指、示指、中指の3本が主である。その3指を使って刺す速度を練習し、手首が上下へ滑らかに動くようにする。
2. 刺鍼の練習では火鍼を熱する必要がないので、布団やジャガイモ、その他の代用品を使う。対象物に線や点、丸をつけて、刺鍼の力加減、正確さ、刺入深度を練習し、的を外れていれば直ちに修正する。大胆で細やかに刺鍼する。
   (1) **正確さの練習**：刺鍼の対象に線を引き、左から右、右から左へと点刺の練習をする。線から外れないようになれば終える。次は上から下、下から上へと点刺の練習をする。最後に十字の線を引き、その交点へ刺鍼して、正確に当たるようにする。
   (2) **深さの練習**：浅刺から深刺へと力加減を調節し、点刺から始め、思う深さへ到達できるようにする。
3. **身体で練習**：物を使った練習が終わったら、自分の身体に入れてみて、自分の操作手法を体感し、鍼感を確かめる。また人と互いに施術しあえば、長期間の練習によってコツが判るようになり、実際の治療でも思い通りに手が動

き、自在に使えるようになる。
4．**練習のポイント**：とにかく速さと正確さがポイントである。速さは、鍼を焼いてからの刺入抜鍼が速いこと。正確さは、取穴の正確さと、深さの正確さである。だから術者は何度も練習し、正確な目標に、思った深さだけ、すばやく刺入できなければならない。これは毫鍼も同じである。

　単頭の火鍼：1本の鍼体でできた火鍼である。毫鍼と同じように持ち、鍼尖を焼いて刺入し、抜鍼する。

　平頭や三頭火鍼：患者を仰臥位にし、局部を消毒したら、母指、示指、中指の3本で鉛筆を持つように鍼柄を握り、アルコールランプを左手で持って施術部位に近づけ、鍼尖を上に向けて焼き、鍼体が赤くなったら速刺速抜する。平頭火鍼は接触させるだけ。

九．火鍼の原理と作用

昔から火鍼には、温経散寒、活血化瘀、軟堅散結、清熱解毒、昇陽挙陽、扶正祛邪などの効能があるとされてきた。

1．火鍼治療の原理

火鍼は直接灸の特性を併せ持ち、調節経気、温通経脈などの治療作用がある。
(1) **局部刺激**：『霊枢・経筋』には「燔鍼劫刺、以知為数、以痛為腧（燔鍼で速刺速抜し、効果があれば終える。疼痛点を刺鍼部位とする）」とあり、刺鍼局部を破壊して蛋白質を変性させ、皮膚を少し発赤させるので、患者は軽い痛みや痒みを覚える。火鍼は高温なので、局部の気血運行を加速し、微小循環を改善して神経の興奮を抑え、瘀血や結節を消し、寒湿を散らし、熱毒を瀉して痛みを除く。そのため火鍼の局部取穴では、痺証やオデキの痛み、ヘルペスなどに即効性がある。
(2) **経絡伝導**：『霊枢・海論』には「夫十二経者、内属於臟腑、外絡於肢節（十二経は、内では臟腑に属し、外は四肢の経穴に絡まる）」とある。こうして身

体の内外上下を連絡することでバランスよく統一し、一つのまとまりのある人体を構成している。火鍼治療は、中医の臓腑経絡辨証を主とし、さまざまな疾患を治療する。経絡は全身に分布し、『霊枢・本臓』の「行気血而営陰陽（気血を行かせて、陰陽部位を栄養する）」ことができるので、火鍼治療も循経取穴することが多い。人体や発病した組織、器官、臓腑と関係する腧穴を焠刺により刺激し、長期に経絡を伝導感応させることで、発病した臓腑や器官、組織などと連絡する経絡の気血を運行させ、陰陽バランスの崩れを矯正し、温煦と濡養して、発病臓腑や器官、組織の生理機能を回復させて強化し、『霊枢・刺節真邪』の「瀉其有余、補其不足、陰陽平復（その有余を瀉し、その不足を補って、陰陽平衡を回復させる）」を実現する。刺鍼して得気させた経絡が病変部位と近いほど、治療効果がよい。例えば毫鍼を腹痛患者の足三里へ刺した場合、鍼感が下肢から腹痛部位に伝導し、酸麻脹重の感覚が病巣部へ近づくほど痛みが早く消える。焠刺の鍼感は、鍼灸の鍼感と少し異なるものの同じように経絡感伝する。普通の鍼灸の経絡感伝は明瞭だが、持続時間が短くて作用も小さい。だが火鍼は強力な局部刺激であり、経絡伝導は不明瞭だが腧穴へ焠刺すると異種蛋白が作られるため、異物による伝導感応が経絡で継続され、長期に作用する。つまり火鍼治療は急性疾患に即効性があるが、慢性疾患についても週1～2回だけ治療すれば効果がある。

(3) **整体調節**：『霊枢・根結』に「用鍼之要、在于知調陰与陽、調陰与陽、精気乃光、合形与気、使神内蔵（鍼のポイントは、陰陽を調えることにある。陰陽を調えれば、精気が充ち、肉体と気が一つになり、精神が充実する）」とある。光は充の誤字と考えられている。火鍼治療は焠刺による局部刺激があり、さらに経絡の伝導感応が加わるので身体を調整できる。こうした作用は全身性、双方向性、良性の調節なので、機能が亢進していようが低下していようが、正常に回復させる。火鍼を腧穴に焠刺すれば、経絡の伝導感応によって、気血や津液、陰陽、気機を調節し、気虚なら補気、気滞なら理気、血虚なら補血、血瘀なら活血、陰虚なら滋陰補液、陽虚なら温陽補気、熱なら清熱、火なら瀉火、寒なら温陽散寒、湿なら利水消腫、風なら疏風散邪、痰なら祛痰除湿、鬱なら開鬱散結、燥なら潤し、閉なら開き、塞なら通じさせ、積なら

除き、上逆すれば降ろし、下陥すれば昇らせるなどして調整する。

　また火鍼治療は、大脳皮質や自律神経、呼吸器系、循環器系、消化器系、血液系、泌尿器系、生殖系、内分泌系、免疫系などに調節作用を発揮し、体液免疫と細胞免疫を強化し、代謝と細胞修復を促す。こうした作用が人体の抵抗力を高め、臓腑の機能活動を回復させ、経絡の気血をスムーズに通じさせ、陰陽バランスを調えることにより、多くの難病や虚弱証を治療できる。

2．火鍼の作用

　腧穴や部位に温熱刺激することで、身体の陽気を強め、正気を元気づけ、臓腑を調節し、経気を激発し、経脈を温通させ、活血行気する。こうした火鍼の作用は、助陽補虚、昇陽挙陥、消癥散結、生肌排膿、除麻止痙、祛痛止痒など、さまざまな疾患を治療する。

(1) **壮陽補腎と昇陽挙陥**：火鍼は、人体の陽気を強くし、経気を激発して臓腑を調整するので、壮陽補虚や昇陽挙陥の作用がある。そのため腎陽が虚して起きた腰痛やインポ（陽痿）、遺精、脾胃陽虚による胃痛や胃下垂、心陽虚による胸痛や心悸、中気不足による子宮下垂（陰挺）などに使われる。火鍼で腎兪や命門などへ点刺すれば益腎壮陽の作用があり、腎経の気血を通じさせて気化機能を強め、腰痛やインポ、遺精などが治療できる。また足三里や内関、脾兪、中脘などへ点刺すれば、脾胃の経脈の気血を運行させ、中焦を温運（温めて運化）し、陽気を振奮させ、寒邪を祛除し、脾胃の運化機能を回復させ、消化吸収、昇降機能を正常にして、胃痛や胃下垂を治療する。心兪や内関、前胸部を刺激すると、心陽を強くして心気に益し、胸痛や心悸を緩解させる。気海や関元に点刺すれば、中気に益して昇陽挙陥し、子宮脱を治療する。

(2) **疏通経絡と宣肺定喘**：アレルギー性喘息や慢性気管支炎、肺気腫などの慢性疾患には火鍼治療がよい。こうした疾病は喘咳症状が主だが、喘咳は風寒が外襲し、邪気が肺を閉塞し、肺が宣発粛降できなくなって、肺気が上逆したものである。古人は「形寒飲冷ならば肺を傷める」という。これには温熱が良く、火鍼で大杼、風門、肺兪、定喘などを刺激すれば、肺の寒邪を温化して、

肺の経気を疎通させ、経気を宣通することにより邪気が駆逐され、邪気が排出されれば肺が宣発粛降でき、喘息は止む。

(3) **温陽化気と消癥散結**：結は、腫れものや塊が体内や体表にあるもの。『内経』には「営行脈中、衛行脈外、栄周不息（営は脈中を行き、衛は脈外を行き、栄養しながら回って休むことがない）」とある。気滞血瘀により痰湿が凝積し、営衛の道が細くなって血液の流れが遅くなり、久しく積もって癥結となる。それには陽を助けて、経気を激発し、経絡を疎通させ、行気活血し、癥結を消す火鍼の温熱が作用する。また火鍼は陽を助けて気化させるので、気機が流れ、津液が運行し、凝滞した痰邪や湿邪を溶解させる。だからガングリオン、脂肪腫、線維腫、子宮筋腫、卵巣膿瘍などを治療できる。もし病巣が体内にあれば、深く刺入して体内の癥結を消す。そして体表にあれば、浅刺して病邪を体外へ排出する。

(4) **攻散痰結や消除瘰癧**：リンパ結核は、側頚部の皮膚内に多発する。大きければ瘰であり、小さなものが癧である。古人は「痰がなければ核はできない」と言った。この疾病は痰と関係があると考えられている。側頚部は少陽が通るが、少陽は多気少血の経であり、憂鬱な気分が続けば肝鬱脾虚となって、湿が溜まって痰となり、それが気血の流れを阻んで凝集して固まり、瘰癧の痰核となる。また虚火が内動し、津を煮詰めても痰となり、痰火が結合しても瘰癧になる。火鍼は陽気を温通させ、痰結を攻めて散らせ、気血を疎通し、積を消して瘀血を化し、瘰癧を治療する。さらに体鍼を併用し、臓腑を調節して疎肝解鬱すれば、さらに良い。治療では点刺する。

(5) **祛寒除湿や通経止痛**：古人は「通じなければ痛む」とか「通じれば痛まず」という。邪が経絡を塞いで、経穴に鬱滞や瘀結などが発生すると、臓腑や経絡など局部や全身の痛みが起きる。邪気が侵入する人体は、身体が虚して陽気が不足しており、腠理が空虚になって衛が外を固めないから、衛気の虚に乗じて邪気が侵入する。痛みを引き起こす邪気は、主に寒邪である。『素問・挙痛論』に「寒気客於脈外則脈寒、脈寒則縮蜷、縮蜷則脈細急、細急則外引小絡。故卒然而痛、得炅則痛立止（寒気が脈外に宿れば脈が冷える。脈が冷えれば縮こまる。縮こまれば脈が引きつる。脈が引きつれば外にある小絡を

引っ張る。だから急に痛み、温めると痛みが直ちに止まる)」とある。炅は熱の意味である。つまり寒邪が起こした痛みは、温熱で緩解する。そして火鍼には痕跡の残らない熱力が備わっているので、経脈を温めて、身体にある陽熱の気を奮い立たせ、寒邪を駆逐して脈絡を調和させ、痛みを止める。また風邪、湿邪、熱邪でも痛みが起きる。風邪による痛みでも火鍼が使える。火鍼は経絡を温通させ、行気活血するので、体表の気血流通を促し、栄養することにより風邪を追い出し、痛みを和らげる。湿邪では、火鍼が経絡を通じさせ、気血を行かせる機能によって湿邪を排泄したり、その助陽化気の作用により、気機を通じさせ、津液を運行させることで祛邪除湿し、痛みを消す。

『霊枢・経筋』に「焠刺者、刺寒急也。熱則筋縦不収、無用燔鍼(焠刺は、冷えで引きつったものを刺す。熱で筋が弛みきっていれば、燔鍼は用いない)」とある。つまり寒邪による引きつり疼痛は火鍼が使えるが、熱邪による痛みには使えない。

(6) **生肌斂瘡や祛腐排膿**：膿瘍で潰れてないものは、火鍼で点刺する。火鍼を刺して膿を出し、腫れものを消す。火鍼は気血運行を促し、正気を力づけて充実させ、膿毒を排除する。

膿瘍が破れて潰瘍面が癒合しなかったり、皮膚に慢性の潰瘍ができて治らなければ、火鍼治療がよい。火鍼は経絡を温通させ、行気活血し、気血運行を加速して、潰瘍面周辺に溜まっている気血を押し流すと同時に、病巣周囲を栄養して組織の再生を促し、潰瘍面を癒合させる。その治療では中火鍼を使って囲刺する。潰瘍面が大きくて腐肉があれば、中心を点刺する。

(7) **助陽益気や解除麻木**：痺れは知覚異常であり、麻は痛くも痒くもない状態、木は触っても押しても判らない。麻木の原因と症状は様々だが、気虚による全身麻木、脳卒中の前兆である半身麻木、肝鬱脾虚により筋が養われない手足の麻木、外傷のため経脈を損なって局部が麻木した例などが多い。麻木の原因はいろいろだが、発病メカニズム(病機)は同じであり、いずれも脈絡が滞って陽気が営血を統制できず、経脈が肌膚を濡養しなくなって起きている。火鍼は陽気を助けて経絡を温通させ、陽気が絡脈へ到達し、気が流れて血が通り、麻木を消す。細火鍼で散刺する。

(8) **温通経絡や袪風止痒**：痒みは体表の不快感覚で、虫が這うような感じである。『外科証治全書・四巻』に「全身が痒いが、瘡疥はない。掻いて止まない」とある。『諸病源候論』は「風瘙痒」や「風痒」と書いている。すると痒症は、風邪と関係している。風邪は外邪の侵入や気血生風による。火鍼は経絡を温通させ、行気活血の効果があり、体表の気血運行を促して栄養供給を強化し、風邪を駆逐して居場所をなくすが、血が満ちると風が散って痒みも止まる。粗火鍼で病変局部を点刺するか、細火鍼で曲池、血海、風市などを刺す。

(9) **運行気血や解痙止攣**：痙攣は、筋肉が不随意に揺れ動くもので、顔面と四肢に起こる。火鍼は顔面痙攣に使う。チックは感情の関係していることが多く、女性に多い。肝血が栄養しない、肝風内動、風痰阻絡などが原因となる。肝血が不足したり、風痰が絡に詰まるなどで筋脈が栄養されなくなり、風が経絡を掻き乱せば筋肉が揺れ動く。これには細火鍼で局部を点刺する。火鍼は気血運行を促し、局部の血液供給を増やして風邪を除去し、筋脈を栄養するため、引きつりや痙攣が止まる。さらに毫鍼を併用し、平肝息風や補気祛痰すると、さらに効果がよい。

(10) **引熱外達や清熱解毒**：火鍼は温法なので袪寒のみに効果があり、熱証に使えないと考えられている。しかし臨床では、幾つかの熱証にも火鍼が使われる。古人は「熱によって熱を引く」、「火が鬱積すると発散する」などの理論をうち立てている。熱毒が内蘊し、寒涼薬を受け付けず、清熱瀉火の効果もなければ、火鍼によって火気を誘引することで、火熱の毒邪を外に発散させ、清熱解毒できる。そのため乳腺炎や頚のオデキ、背中のオデキ、帯状疱疹、おたふく風邪などにも火鍼が使われる。

(11) **健脾利湿や温中止瀉**：『景岳全書・泄瀉』に「長期の下痢は火がないためである。ほとんどが脾腎の虚寒による」とあり、『素問・蔵気法時論』は「脾病者…虚則腹満、飱泄、食不化（脾病では…虚すと腹満、下痢、未消化便）」という。中医は、脾が運化し、清気を昇らせて精微を輸布しているとしている。中焦の陽気が虚していたり、寒湿が直中し、脾陽が運化しなくなると、清陽の気が昇らず、濁陰の気が降りなくなって、津液と糟粕が大腸へ流れて下痢する。火鍼は人体の陽気を強め、臓腑の機能を調節するので、中脘、天枢、長強な

どへ火鍼を点刺すれば、陽気を補益して収斂させ、下痢を止める。臨床では中火鍼で速刺速抜し、慢性腸炎を治療している。

(12) **補脾益気や通利筋脈**：火鍼は痿証に使われる。痿証とは、手足の力がなくなったり、筋肉が萎縮したり、運動麻痺などである。後天の脾胃を補益して治療するので、『内経』には「治痿者、独取陽明（痿を治すには、陽明だけを取る）」とある。臨床では、中脘、気海、天枢ならびに陽明経の下肢穴、さらに督脈の阿是穴を使う。火鍼は、陽気を助け、気血を行かせるので、脾胃の気を盛んにし、気血の生化は満たされて、筋脈が潤い、養われ、筋力が強くなって、筋肉が豊満になる。中火鍼を使って点刺する。

(13) **通経活絡や散瘀消腫**：捻挫すると、局部が腫れて痛み、動かしづらくなる。それにも火鍼治療する。火鍼は温通経絡、行気活血の作用があるので、瘀血を除いて腫れを消し、痛みを止める。臨床では対側の阿是穴を取って点刺する。

十．火鍼の各流派

１．師氏の新九鍼の火鍼

　師氏火鍼とは、山西省鍼灸研究所の所長である師懐堂が考案した、新九鍼の火鍼である。

　まずアルコールランプと火鍼を用意し、施術部位を消毒する。術者は右手の母指示指中指で、鉛筆を握るように鍼を持ち、左手にアルコールランプを持って施術部位に近づける。鍼尖を上に向けて炎にかざし、白、赤、少し赤の程度に焼く。火鍼を刺し終えたら、ヨードチンキの綿花で、強く鍼孔を押さえる。

(1) **深速刺**：白く輝くまで火鍼を焼いて、毫鍼と同じ深さに速刺速抜する。これは慢性胃腸炎、慢性結腸炎、リウマチや関節炎、退行性や創傷性関節炎、肩関節周囲炎、テニス肘、慢性腰痛、坐骨神経痛、慢性下痢、外陰ジストロフィー、三叉神経痛、脳卒中後遺症、脊椎カリエス、結核性関節炎、頑固な不眠、インポテンツ、慢性付属器炎、生理痛、筋肉リウマチ、さまざまな関節

水腫、おできの排膿、乳腺炎の排膿、脂肪腫などを治療する。また皮下膿瘍、滑液包炎、甲状腺嚢胞、腱鞘炎、ガングリオンでは、嚢胞内腔の上下壁を突き破る程度に刺入する。リンパ結核や甲状腺結節では、中心部に達すればよい。鶏眼では、硬い組織の根部まで刺す。深刺といっても、体型や刺鍼部位によって刺入する深さが異なるので、毫鍼の刺入深度に倣う。

(2) **深留刺**：深速刺と同じように刺入するが、すぐに抜鍼せず、深く刺入したまま15～20分間留鍼し、鍼の熱が冷めてから抜鍼する。毫鍼のように提挿や捻転せず、出血や感染させない。これは三叉神経痛、難治の坐骨神経痛、慢性の下痢、喘息、神経線維腫、風寒による慢性の痺れ、治りにくい冷痛の肩凝り、慢性付属器炎など、治りにくく痛みの激しい疾患に用いられる。

(3) **浅点刺**：鍼尖を赤くなるまで焼き、速刺速抜で、軽く浅く点刺する。様々な色素性母斑、小さな尋常性疣贅、扁平疣、肉様疣、小血管腫、指関節炎、難治性顔面麻痺、テニス肘、内耳性眩暈、眼窩上神経痛、慢性で治りにくい潰瘍、爪水虫、皮膚結核、外陰カンジダ症、末梢神経炎、限局型神経皮膚炎など、さまざまな疾患が治療できる。

(4) **慢烙熨**：鍼が少し赤くなるまで焼き、施術部位の表皮に軽く、少しゆっくりと鍼を当てる。直径6mmより大きな色素性母斑、さまざまな疣贅、慢性で治りにくい潰瘍、下肢静脈瘤の潰瘍、老人斑、そばかす、浅静脈瘤、内痔、切れ痔、外痔、小さな尋常性白斑、翳状胬肉（眼を膜が覆うもの）などを治療する。

(5) **速烙刺**：鍼を赤くなるまで焼き、病巣部を速烙刺するか速烙割する。イボ、外痔、尋常性疣贅、糸状疣、小血管腫、翳状胬肉などを治療する。

　　師懐堂は、関節が赤く腫れて熱痛のある急性関節炎にも火鍼を使っている。それは熱証だが、火鍼の効果が顕著である。

２．賀氏三通法の温通法

　賀普仁は「病は気滞が多いから三通法を使う」という理論を発表したが、それを「賀氏鍼灸三通法」とか「賀氏三通法」と呼ぶ。病の原因は経脈が通じないことなので、鍼灸を使って正気を盛り返し、邪を追い出せばよい。そこで経脈を通

じさせ、気血を調和させれば病気が治ると彼は考え、それを通法と命名した。三通法には微通法、温通法、強通法の3つがあり、微通法は毫鍼、温通法は火鍼と灸、強通法は刺絡を当て填めている。そして火鍼でなければ効果がない難病も幾つかあると考えている。

(1) **微通法**：患側を取り、毫鍼で平補平瀉したあと30分間留鍼する。毎日1回治療する。
(2) **温通法**：部位によって火鍼の太さを選び、速刺速抜で点刺する。留鍼せず、刺入から抜鍼までの手順を一瞬で終える。治療回数は隔日1回が多い。
(3) **強通法**：皮肉の薄い部位は三稜鍼を1〜3mmに速刺速抜し、鍼孔周囲を押して数滴の血液を出す。肘窩や膝窩など皮肉の厚い部位では、ゴムチューブで心臓側を縛り、ゆっくりと三稜鍼を1〜3mm刺し、ゆっくりと抜鍼して出血させる。出血が終わったらゴムチューブを外し、消毒綿花で鍼孔を按圧すると、自然に出血が止まる。隔日1回治療する。

3．壮医経筋の「燔鍼劫刺」

壮医経筋鍼法は、チワン医が使う鍼法である。これは『霊枢・経筋』の「治在燔鍼劫刺、以知為数、以痛為腧」を、チワン族の瘴証の火鍼治療と融合させた鍼法である。

(1) **歴史**：瘴証は、風寒湿熱の邪が人体を侵襲し、邪が経絡を塞いで、気血が運行しなくなり、肌肉や筋骨、関節が怠痛い、麻木、重い、硬直、変形したものである。瘴証は、多発する難治な病であるが、それをチワン族は風湿と呼んでいる。

　足関節、膝、股関節、手首、肘、肩など、手足の関節部分に十二経筋が付着するため、経筋病では関節の瘴証が多く、その痛みには風寒湿など四季の気候変化が関係すると古人は考えた。そこで「寒則熱之」に基づいて、「燔鍼劫刺」で寒瘴を治療した。

　チワン医は、体内に2つの重要な通路があり、それが龍路と火路だと考えている。龍路と火路はネットワークとなり、体表を包んでいるが、その網の

交点が穴位だとしている。気血精津という栄養物質は、気道と穀道内（消化器系）で化生し、龍路と火路を通って臓腑や骨肉へ運ばれるが、その通路は邪毒が体内へ侵入する通路ともなる。だから身体の気血が弱ると、風寒湿などの邪毒が侵入し、気血を失調させて「龍火路」を通じなくさせ、邪毒が関節に滞留して、長引けば療になる。チワン医は、龍路と火路の交点に火鍼し、龍火路の鬱滞を除き、火によって風寒湿毒を体外へ追い出すとともに、気血や臓腑を調整する鍼の補瀉作用によって瘴証も治療できると考える。

(2) **十二経筋**：経筋は経筋鍼法の指針である。経筋は、十二経脈の気が筋肉関節に結聚散絡するシステムであり、十二経脈を覆う部分である。構造的には筋と脈が一緒になっているが、経筋には経脈のような経穴がなく、「痛む部位へ刺鍼」する。このように理論の深みがなかったため経筋鍼法は普及しなかった。それでも『霊枢・経筋』の「経皆有筋、筋皆有病、病各有治（経脈には筋があり、筋には病があって、病には治療法がある）」と「其病各有定位（病には、それぞれ定位置がある）」に基づいて進化している。慢性疾患においては、風寒湿の3邪が侵入し、筋肉が寒凝して、長引いて筋肉内でシコリや硬結と呼ばれる結となっている。こうした病理から「筋結」が経筋における腧穴となり、陽性反応点となるが、それは一定の分布法則を持ち、経絡腧穴の疼痛点や阿是穴とは異なる部位となる。それがチワン医の理論根拠となった。

(3) **病巣が刺入点**：「筋皆有結、結者皆痛」と「以知為数、以痛為腧」に基づいて、病理的な経筋硬穴を探し出す。こうした硬結部位は触圧痛が過敏になり、形もあるので検査できる。それを経筋学では「経筋病」と呼んでいる。

(4) **燔鍼劫刺**：火鍼の鍼尖を赤く焼いて病巣へ速刺し、冷めたら速抜する。火鍼で病巣を焼くと、身体の陽気を盛んにし、経気を刺激して臓腑を調整し、筋結を散らして経絡を通じさせ、気血を進める。鍼と火を併用し、祛寒除湿、散結解痙、温経止痛の効果を上げる。火鍼は、次のように使う。

①細火鍼は直径0.5㎜、顔面部の病巣に使う。②中火鍼は直径1㎜前後、顔面部だけでなく、さまざまな部位に使う。まず経筋の陽性反応点を調べ、ヨードチンキでマーキングしたあと、右手で火鍼を持ち、左手で病巣を固定して、アルコールランプで鍼尖を赤く焼き、すばやく病巣へ刺入し、得気したら抜鍼する。病

巣によって「一灶多刺（1病巣に3～5鍼）」や「一孔多刺（1鍼孔に斜刺で2～4鍼）」、「尽筋分刺（筋肉付着部へ刺鍼）」、「移行点刺（鍼尖を移動させながら病巣を点刺）」、「分筋穿刺（経筋病巣の前後を穿刺）」、囲刺法、散刺法などがある。ただチワン医では寒性の痛痺のみに燔鍼を使い、熱痺には使わないので、『霊枢・経筋』の「焠刺者、刺寒急也。熱則筋縦不収、無用燔鍼」という時代から進歩がない。

治療編

火鍼の治療編では現代医学的な解説を省き、伝統医学の見解から述べる。

一．内科疾患

❖ 気管支喘息

【病因】

中医では痰飲内伏と考える。エビやカニを食べたり、臭気や感情、疲労などにより、肺経に溜まった痰飲が気道を塞ぎ、肺気が昇降できなくなって痰鳴喘咳になると考えている。急性期で痰が気道を塞ぎ、呼吸できなければ邪実証。発作を繰り返し、肺気を消耗して、それが脾腎に及んで緩解期になれば、虚証が多い。

【治療】

主穴：大椎、定喘、肺兪、風門。
配穴：外感風寒に合谷、痰壅気逆に膻中、腎虚には腎兪と関元を加える。
操作：施術部を消毒し、細火鍼を白く焼いて7～12mmの深さに速刺速抜し、乾いた綿花で按圧する。隔日1回治療し、10回を1クールとする。

【文献】

夏の土用から10日ごとに火鍼治療し、137例の気管支喘息を観察した。定喘と肺兪を主穴、膈兪を配穴とし、痰が多ければ脾兪、腎虚には腎兪と膏肓を加える。10日ごとに刺鍼して、4回を1クールとする。2年で2クール、8回治療した結果、有効率96.4％だった。（宋正昌『全国針灸臨床経験交流検討会論文集』ハルピン1992年41ページ）。

【カルテ】

某、男性、56歳、作業員。1985年7月18日初診。

喘息となって8年あまり、季節に関係なく発作があり、気候が変わると風邪をひく。過労で呼吸困難となり、自汗畏風、納少、身倦があって、冬になると悪化し、横になれず、口を開けて肩で息し、顔が紫色になる。最近は雨に濡れて冷えたため発作が起き、隣人が連れてきた。患者は元気がなく、喘息と少気で息がで

きず、咳嗽してネバネバした痰が多く、尿は黄色で便は乾燥、紅舌黄苔、虚数脈。定喘、肺兪、膈兪などを取り、夏の土用から10日ごとに治療して、4回を1クールとする。1回の治療で症状が顕著に好転し、咳しても喘がなくなった。1クール治療して治癒した。その年に追跡調査すると、冬になっても風邪をひくことが少なくなり、ひいても薬を飲めば治り、屋外で作業できるという。本人の希望で、翌年も1クール治療した。8回、2クール治療すると、1987～1990年の3年間、まったく喘息が再発しなかった（宋正昌『全国針灸臨床経験交流検討会論文集』ハルピン1992年41ページ）。

【備考】
1．昔から喘息の瘢痕灸は知られている。しかし熱くて耐えられず、痕も大きい。火鍼ならば、瘢痕灸と同じように蛋白質が変性し、しかも痕が小さく、耐え難い痛みではない。喘息や気管支炎には、もっとも効果的と思われる。ただし肺兪や風門で深く刺入すると、気胸の恐れがある。
2．日頃から運動して体質を強化し、抵抗力を高める。アレルゲンを調べて避けるようにし、淡泊な食事にして、生もの、辛い刺激物、海産物を避ける。

❖シャックリ

【病因】
呃逆は以前、噦や噦逆と呼ばれていた。

病位が膈（横隔膜）にあり、病機は気逆動膈である。上中下の三焦にある臓腑の気機が上逆したり、衝気が上逆して膈を動じさせ、シャックリになる。上焦の肺気が虚したり鬱すれば粛降しなくなる。中焦の胃気が和降しなかったり、胃腸の腑気が通じなかったりすれば濁気が上逆する。下焦の肝気が鬱結すれば、怒りで気が上がる。腎が虚して気を納めなくて厥逆するなどの原因で膈が動じる。胃気上逆が最も多い。

【治療】
主穴：膈兪、天突、中脘、膻中、内関、足三里。
配穴：胃寒積滞に胃兪、胃火上逆に内庭、胃陰不足に太渓、肝鬱気滞に太衝を

加える。

操作：患者を仰臥位にして施術部位を消毒したら、中火鍼を白くなるまで焼き、12～15mmの深さに速刺する。その他の穴位は細火鍼で点刺する。1回で治癒しなければ、翌日も治療する。

【カルテ】

某、男性、43歳、1992年1月25日初診。

風邪をひいて咳が出たため、5日前にシャックリとなり、2軒の病院へ行った。旋復代赭湯（代赭石を50gまで使った）とエフェドリンなどで治療した。2剤の旋復代赭湯を飲んだが、軽くならなかった。耐え難い苦痛で、他の患者に紹介されて鍼灸する。頻繁なシャックリは、夜間にひどく、眠れず、納差、腹脹する。低くて力強いシャックリである。内関、膻中、膈兪、中脘、足三里へ毫鍼を刺鍼すると、シャックリの停止している時間が長くなって眠れるようになった。26日、残っていた旋復代赭湯を患者が飲み終えたところ、27日に再び悪化したため、午後5時に鍼灸を求めた。内関、膻中に毫鍼を刺鍼し、足三里、中脘、膈兪へ火鍼すると、8時にシャックリが止まり、腹脹も消えた。今でも再発はない（洪建華『中国針灸』1992年第8期486ページ）。

【備考】

1．再発を繰り返すシャックリは原因を調べる。癌が転移している可能性もある。
2．高齢で身体が弱ったり、慢性で長期の重症患者では、胃気が衰敗しているので火鍼の効果が悪い。

❖ 慢性胃炎

【病因】

胃脘痛や脘脹、痞満と呼ばれており、情志不暢、飲食不節、労累、受寒などが原因となる。胃は五臓六腑の大源であり、水穀を受納して腐熟する臓腑だが、さまざまな要因が胃の機能を狂わせ、気滞血瘀になって「不通則痛」としたり、胃が温煦や濡養されなくなって「不栄則痛」となったものである。

本病は、消化器潰瘍や慢性胆道疾患、胃癌などと鑑別しなければならない。

【治療】

主穴：中脘、気海、足三里、梁丘。

配穴：脾胃虚弱に脾兪と胃兪、胃陰不足に三陰交と太渓、肝胃不和に間使と太衝、肝胃鬱熱に内庭を加える。

操作：施術部位を消毒したら、細火鍼を白くなるまで焼き、腹背部の穴位なら7～10mm、四肢なら15～20mmの深さに速刺速抜し、鍼孔を乾いた綿花で押さえる。隔日に1回治療する。

【文献】

1. 火鍼、毫鍼、薬物治療による慢性萎縮性胃炎420例の分析。①膈兪、脾兪、上脘、建里、足三里。②肝兪、胃兪、中脘、下脘、足三里。そして脾胃虚弱に章門、肝胃不和に期門、胃陰不足に三陰交、胸悶悪心に内関を配穴する。主穴は両組を交互、背兪は夾脊と交互、他の穴位は左右を交互に使用し、隔日1回、10回を1クールとして、各クール間は10日空け、全部で3クール治療する。刺鍼部位や体型に基づいて、火鍼を直刺、斜刺、点刺し、深さは毫鍼より少し浅く（7～25mm）して、臓器や血管に当てないようにする。治療効果は、症状、胃カメラ、病理検査で判断する。火鍼は速刺速抜、毫鍼は平補平瀉のあと30分間留鍼、薬物はビタミンB_2、ビタミンE、三九胃泰（三叉苦、九里香、白芍、地黄、木香）、ヤマブシタケ錠剤を3カ月連続服用。その結果、火鍼群285例では、著効160例、有効105例、無効20例で、有効率93％。毫鍼群60例では、著効12例、有効36例、無効12例で、有効率80％。薬物群75例では、著効17例、有効12例、無効46例で、有効率38.7％だった。3群を比較すると、顕著な有意差があった（呉軍『中国針灸』1990年第5期1ページ）。

【カルテ】

某、女性、35歳、作業員、1989年6月20日初診。

上腹部がシクシク痛み、膨らむようになって8年。悪化して半年。1985年に胃カメラ検査し、萎縮性胃炎と診断された。薬物治療して、最初のうちは効果があったが、そのうち効かなくなったので火鍼治療を求めた。診察時は、上腹部に隠痛（シクシクした痛み）があり、腹脹して食後にひどくなり、喜温喜按、納呆乏力、淡暗舌で胖、白苔、緩脈。脾胃虚弱。胃カメラ検査では慢性萎縮性胃炎、病

理検査では軽度の非典型な肥厚と腸上皮化生を伴う。温通建脾、化痰を治法とする。①膈兪、脾兪、上脘、建里、足三里。②肝兪、胃兪、中脘、下脘、足三里。以上を主穴として章門を配穴する。両組を交互に、隔日1回治療して10回を1クールとする。1クールの火鍼治療で症状が消えた。2クールで体重が増えた。3クール（3カ月あまり）のあと胃カメラ検査で慢性表層性胃炎、病理検査で胃洞部の軽い表層性胃炎との結果だった。5日に1回の治療に改め、再発しなくなった（呉軍『中国針灸』1990年第5期1ページ）。

【備考】
1．身体を鍛えるとともに飲食に注意し、少量の食事を何度も摂り、刺激物を避け、タバコや酒を控えて、濃い茶やコーヒーを少なめ、胃を刺激する薬物を飲まない。気持ちを楽観的に保ち、過労や安逸を避ける。
2．火鍼には強い温通作用があり、経絡を温通し、気血を調和させ、活血化瘀できるので著効がある。

❖ 過敏性腸症候群

【病因】
中医では腹痛や泄瀉、便秘などの症状名で呼ばれる。外邪の感受、飲食の傷、情志失調などで臓腑が虚弱になったり機能が失調し、脾の水湿運化と大腸の伝導に影響して発病する。病位は腸にあり、病機が脾虚肝鬱や肝脾不和である。

【治療】
主穴：脾兪、天枢、気海、上巨虚、足三里。
配穴：気機鬱滞に陽陵泉と太衝、心脾両虚に内関と三陰交、不眠抑鬱に神門を加える。
操作：仰臥位で消毒し、中火鍼を白く焼き、7～25㎜に速刺速抜したあと、鍼孔を乾いた綿花で押さえる。隔日に1回治療し、6回を1クールとする。

【文献】
神闕の火鍼点刺で、過敏性腸症候群58例を治療した。三頭火鍼で神闕を浅く、2回ずつ点刺する。隔日1回治療して、7回を1クールとする。結果は、治癒46

例、著効6例、有効4例、無効2例で、有効率96.55％だった。(曹偉民『中国針灸』1996年第11期11ページ)

【カルテ】

某、男性、29歳、1991年9月13日初診。

腹痛、腹脹、腸鳴、腹瀉が6年続いている。冷たい物を飲食するたびにひどくなり、ときには水様便となって臍周囲が不快になったり、発作性の痛みがあったり頻繁に腸鳴する。現地の病院で「慢性腸炎」と診断され、ベルベリンで治療したが好転しない。腹部が少し冷えると顕著に排便回数が増え、毎日5～6回トイレに行く。便の顕微鏡検査は正常。四診は元気がなく、顔色が悪く、腸鳴音が少し強く、腹が冷たく手足が冷え、淡舌、細弱脈。脾腎陽虚型。隔日1回、神闕を三頭火鍼で点刺し、7回続けて治療すると、はっきり腹部症状が軽くなり、排便回数と形状が顕著に改善された。2クール治療して、症状が全部消え、大便が正常になった。1年の追跡調査では、再発していない(曹偉民『中国針灸』1996年第11期11ページ)。

【備考】

1．生活習慣を改善し、症状を誘発する食物を摂らない。
2．不眠を解消し、イライラしないようにする。

❖ 高血圧

【病因】

中医では、頭痛、眩暈、肝風などの症状名となる。『素問・至真要大論』に「諸風掉眩、皆属於肝」とあり、「腎虚則頭重高揺、髄海不足則脳転耳鳴」とある。つまり中医では腎陰不足や肝陽偏亢が原因とされ、精神的要因や飲食不節で誘発される。

【治療】

主穴：百会、風池、曲池、合谷、三陰交。
配穴：肝火亢盛に太衝と行間、陰虚陽亢に太渓と肝兪、痰湿壅盛に足三里と豊隆、気虚血瘀に血海と膈兪、陰陽両虚に関元と腎兪、心悸怔忡に内関と神門を

加える。

　操作：穴位を消毒し、火鍼を白く焼いて、頭部なら細火鍼で7～10mmに、四肢なら中火鍼を使って15～25mmに速刺速抜したあと、鍼孔を乾いた綿花で押さえる。隔日に1回治療する。

【文献】

　火鍼による高血圧の臨床観察をした。坐位で百会を取り、粗火鍼で10秒ごとに2回、帽状腱膜へ刺さる程度に速刺速抜し、鍼孔を押さえず、出血が自然に止まるのを待って拭き取る。そのあと臥位にして気海を取り、やはり10秒間隔で5～7mmの深さに3回点刺し、抜鍼したあと鍼孔を押さえる。最初の3日は毎日続け、それから隔日治療に変更し、2週を1クールとして16回治療を続けたのち統計した。結果は、著効10例、有効3例、無効2例で、有効率86.67％だった（王映輝『針灸臨床雑誌』1995年第6期32ページ）。

【カルテ】

　某、男性、68歳。

　高血圧になって30年あまり。眩暈を繰り返し、最高血圧210/120mmHg。ニフェジピンや複方降圧錠、牛黄降圧丸などを長期に飲み続け、血圧を120/105mmHgに保っていたが、1月前に左側の片麻痺となり、CT検査を受け、混合性脳卒中、3期の高血圧と診断されて入院した。入院後の血圧は195/105mmHgで、ニフェジピンやカプトプリルを飲み、レセルピンを筋注して1ヵ月治療したが効果がなく、血圧が上がって鼻血を繰り返す。そこで百会と気海に火鍼治療する。1回の治療で鼻血が徐々に止まり、翌日には血圧が158/105mmHgに下がった。さらに1ヵ月治療し、眩暈が消えて、血圧も150/90mmHgに落ち着いた。3ヵ月再発していない（王映輝『針灸臨床雑誌』1995年第6期32ページ）。

【備考】

1．長期に降圧剤を服用している患者は、急に薬を中止したりしない。治療が一段落し、血圧が正常か正常値近くなり、自覚症状もはっきり好転するか消えてから徐々に薬物量を減らす。
2．本病は飲食や感情と関係が深い。日頃から低塩分、低脂肪、低コレステロールの食事を摂り、ゆったりした感情を保ち、マラソンや散歩、太極拳などを

する。

❖ 脳梗塞

【病因】

中医学の中風や卒中、偏枯である。心肝脾腎と関係があり、憂いや思い、悩みや怒り、また飲酒や美食、セックスや過労などにより腎陰が虧損され、肝陽が暴張して内風が旋動し、気血が逆乱したため、痰と火が一緒になって経脈に流れ込み、清竅を塞ぐため、急に倒れ、半身不随などになると考えている。

【治療】

主穴：百会、四神聡、率谷。

配穴：上肢麻痺に肩髃、曲池、外関、合谷。下肢麻痺に陽陵泉、足三里、絶骨、太衝。失語に廉泉、風府、通里。口喎に地倉、頬車。嚥下困難に風池、廉泉、翳明を加える。

操作：穴位を消毒し、細火鍼を白く焼き、すばやく穴位に速刺速抜したあと、鍼孔を乾いた綿花で押さえる。毎日1回治療する。

【文献】

火鍼の急性脳梗塞に対する短期効果の観察。火鍼で百会、尺沢、委中の浮絡を点刺出血する。毎日1回治療して10回を1クールとし、隔日1回で第2クールを始めるとともに、バトロキソビン5単位を250mlの生理食塩水で静脈点滴する。これは毎日1回で3日おこなう。結果は66例中、治癒36例、著効17例、有効9例、無効4例で、有効率93.9％だった。これとは別に10単位のバトロキソビンを250mlの生理食塩水で毎日1回、10回を1クールとして2クール静脈点滴した62例では、治癒17例、著効14例、有効21例、無効10例で、有効率83.9％だった（云燕ら『中国針灸』2000年第3期151ページ）。

【備考】

頭皮の特定経穴ならびに人体の関係する穴位に火鍼治療すると、大脳の血液循環が促進され、局部の血流が速くなり、循環抵抗が低下して病巣部の血液供給が改善され、血管の痙攣状態が調整されて、頭蓋内外の血管収縮機能を調整するこ

とが、経頭蓋超音波ドップラー（TCD）検査によって明らかになったので、それが乏血性脳血管障害を治療できる裏付けとなった。

❖ 慢性腎炎

【病因】
中医学の水腫や尿血に当たる。水湿を代謝する脾腎の陽が弱っている。

【治療】
主穴：腎兪、脾兪、足三里。
配穴：脾腎陽虚に水分、関元。浮腫に水分、気海、三陰交。高血圧に太衝を加える。
操作：穴位を消毒し、中火鍼を白く焼き、10〜15㎜に速刺速抜したあと、鍼孔を乾いた綿花で押さえる。隔日に1回治療する。

【文献】
温腎湯と火鍼で慢性腎炎30例を治療し、臨床観察した。方剤は、熟附片、仙茅、紅参、黄耆、白朮、茯苓、白花蛇舌草、茅根、益母草、丹参、桃紅、紅花、沢蘭、防已。蛋白尿は黄耆を2倍に、血尿は茅根を倍にして藕節を加え、浮腫には益母草、黄耆、桑白皮を倍量にし、形寒は乾姜と桂枝、高血圧には菊花、川芎、牛膝を加える。火鍼の主穴は中極、関元、足三里。配穴として血尿に腎兪、蛋白尿に中脘、浮腫に水道を加える。結果は、完全緩解18例、無効3例だった（董志軍『黒龍江中医薬』1994年第1期19ページ）。

【カルテ】
某、男性、49歳。
顔や手足が浮腫となり、腰から下が特にひどい。上腹部が不快で手足が冷え、下痢、頻尿となって1年あまり。いろんな病院を回って抗炎症治療したが効果がなく、薬や漢方薬を飲んだが、浮腫は軽くなるものの治らない。検査は、尿蛋白3＋、白血球15〜20、扁平上皮2〜5。意識がぼんやりし、元気がなく、声に力がなく、心臓は正常、肝臓脾臓に腫れはなく、顔は白、両下肢はひどい浮腫、腰背と四肢が温まらず、淡白舌、脈は沈遅で尺が弱い。温腎湯（熟附片、仙茅、紅

参、黄耆、白朮、茯苓、白花蛇舌草、茅根、益母草、丹参、桃紅、紅花、沢蘭、防已）を飲ませ、中脘、関元、足三里に火鍼する。3週間後に腫れが退き、元気も良くなる。8回の火鍼で四肢と腰背が温まり、自覚症状も良くなり、尿蛋白＋、白血球5〜8となった。2カ月治療すると、尿蛋白±になり、諸症状が消えた。退院したあとも2クールの火鍼を続け、半年後の追跡調査でも再発はない（董志軍『黒龍江中医薬』1994年第1期19ページ）。

【備考】

1．感染、過労、妊娠を避ける。
2．塩分を控え、蛋白を制限する。

❖ 片頭痛

【病因】

中医では頭痛や頭風、偏頭痛と呼ぶ。外邪、痰濁、髄海の空虚、瘀血などが原因と考えられている。

【治療】

主穴：翳風、頭維、糸竹空、率谷、風池、合谷。

配穴：気血虧虚に足三里、肝陽上亢に太衝、痰濁内阻に中脘と豊隆、腎虚に太渓、悪心嘔吐に内関を加える。

操作：穴位を消毒し、細火鍼を白く焼き、穴位に速刺速抜したあと、鍼孔を乾いた綿花で押さえる。隔日に1回治療する。

【文献】

78例の片頭痛を火鍼治療した。頭維、率谷、阿是穴、陽池、丘墟を取穴し、火鍼を白くなるまで焼き、上述した穴位へ2〜3mmに速刺速抜し、鍼孔を乾いた綿花で押さえる。3日に1回治療して5回を1クールとする。1クール治療して、治癒38例、著効17例、有効15例、無効8例で、有効率89.7％だった（范兆金『中国針灸』1998年第8期475ページ）。

【備考】

強烈な光や直射日光など発作を誘発する外界刺激は避け、気候が変わるときは

起居に注意し、寒すぎたり暑すぎたりしないようにする。養生してタバコや酒を断ち、楽しく暮らして、精神的緊張や疲労を避け、カルチャー活動に参加して内向的性格を変え、適度に休息と労働をする。

❖ 三叉神経痛

【病因】
中医では、偏頭痛、面痛、眉棱骨痛（りょう）と呼ぶ。

外邪が顔面の筋脈を侵襲したり、気血閉塞で起きたと考える。風寒の邪が陽明筋脈を侵襲すると、寒の性質が収引（縮ませること）なので、筋脈を凝滞させ、気血が閉塞して面痛となる。また風熱の邪毒が顔面筋脈を浸淫すれば、気血がスムーズに流れず、面痛となる。さらには気血が閉塞し、それが長びいて邪が絡へ入ったり、外傷により気滞血瘀となっても面痛となる。

【治療】
取穴：1枝痛は陽白と魚腰、2枝痛は四白と顴髎、3枝痛は下関と夾承漿。

操作：穴位を消毒して細火鍼を白く焼き、速刺速抜したあと、鍼孔を乾いた綿花で押さえる。隔日に1回治療する。

【文献】
火鍼で三叉神経痛19例を治療した。聴宮、率谷、下関、翳風、疼痛点を取り、火鍼を白く焼いて上述した穴位に速刺する。毎日1回治療し、3〜5回を1クールとする。結果は、治癒15例、著効3例、有効1例で、有効率100%だった。ふつう1回で効果があり、3〜5回で治癒する（陳偉『実用中医薬雑誌』1996年第1期23ページ）。

【カルテ】
某、女性、56歳、鉱山作業員の家族。1995年8月25日初診。

顔面部の発作性痙攣痛が3日続き、薬物治療も効果がない。最近は痛みがひどくて落ち着かず、食事や歯磨きもできない。検査すると左顔面の2・3枝が痛む。三叉神経痛と診断した。聴宮、下関、翳風、疼痛点を取って火鍼する。すぐに痛みが緩解し、2回で治った（陳偉『実用中医薬雑誌』1996年第1期23ページ）。

【備考】

日頃から異常な気候変化に注意し、寒熱刺激などの誘因を避ける。楽しい気分になり、適度に仕事し、規則正しい生活をして、過労、そして憂い・思い・悩み・怒りなどの精神刺激を避けると発作が減る。

❖ 顎関節症

【病因】

中国医学では頬車痛と呼び、痺証に属する。風寒が面頬を外襲し、寒は収引させるため局部の経筋が拘急（引きつること）したり、口を開きすぎて顎関節を損傷するなどの面頬外傷、先天不足で腎気が充たされず、牙関が発育不良となったなどで発生すると考え、音がして怠く痛む。

【治療】

取穴：下関、頬車。

操作：穴位を消毒し、細火鍼を白く焼いて下関と頬車へ12〜15mmの深さに速刺速抜して、乾いた綿花で鍼孔を押さえる。隔日に1回治療する。

【文献】

火鍼で51例の顎関節症を治療する。火鍼を赤く焼き、下関へ12〜25mmに速刺速抜する。毎回1〜3度ほど焠刺し、隔日1回治療して5回を1クールとする。結果は、著効37例、有効14例で、著効率72.5％だった（常国良『山西中医』2001年第6期35ページ）。

【備考】

飲食に注意して固いものを食べないようにする。局部を冷やさないようにして、自分でもマッサージする。

❖ 癲癇
（てんかん）

【病因】

癲証や癇証と呼ばれ、先天不足や外傷が原因と考えられている。

【治療】
　主穴：鳩尾、内関、大椎、腰奇（尾骨尖端の直上2寸）、筋縮、陽陵泉、豊隆。
　配穴：神昏抽搐に人中と湧泉、昼間発作に申脈、夜間発作に照海、眩暈に百会と合谷、不眠に神門と三陰交、少気乏力に気海と関元を加える。
　操作：穴位を消毒し、細火鍼を白く焼いて速刺速抜したあと、陽陵泉と豊隆は中火鍼を使って10～12mmに速刺速抜する。隔日に1回治療する。

【文献】
　火鍼と毫鍼を併用し、76例の癲癇を治療した。①火鍼は腎兪、肝兪、身柱を取り、肝兪に瀉法する以外、すべて補法する。毫鍼は百会、豊隆、太渓、行間、公孫、内関、足臨泣、外関へ刺鍼し、行間と足臨泣に瀉法する以外、すべて補法する。②火鍼は脾兪、心兪、筋縮に補法、毫鍼は風府、神門、合谷、太衝、照海、列欠、足三里、三陰交へ刺鍼し、太衝に瀉法する以外は補法する。①と②を交互に使い、6回を1クールとする。結果は、治癒50例、有効15例、無効11例で、有効率85.5%だった（高永波ら『針灸臨床雑誌』1997年第12期24ページ）。

【カルテ】
　某、男性、26歳、作業員。
　1993年5月3日、驚いて急に倒れ、人事不省になって反弓角張となり、四肢を痙攣させて両目は上を向き、口から白い泡を吹いて、約40分後、徐々に覚醒した。それから数日1回は発作が起こり、1日何度も起きるようになった。外埠病院で癲癇と確定診断され、2カ月入院して毎日薬を飲んだが、発作は治まらなかった。1993年8月5日に来院した。検査は、元気がなくて、苦痛な顔つき。白膩苔、弦滑脈。①の腎兪、肝兪、身柱を取り、火鍼で肝兪に瀉法する以外、すべて補法する。また毫鍼を百会、豊隆、太渓、行間、公孫、内関、足臨泣、外関へ刺鍼し、行間と足臨泣は瀉法だが、他は補法する。1回治療した翌日は1度しか発作が起きず、発作時の症状も以前より軽くなり、10分ほどで覚醒した。②は、脾兪、心兪、筋縮に火鍼で補法、毫鍼で風府、神門、合谷、太衝、照海、列欠、足三里、三陰交へ刺鍼し、太衝に瀉法する以外は補法する。その翌日も1回発作が起きたが、四肢の震えや口から泡を吐くなどの症状は消え、ときどき顔面蒼白となり、両目を直視して、ぼんやりし、3～4分後に回復する程度となった。1ク

ールの治療で、各症状がまったく消え、治癒した。1週間休み、効果を安定させるため、さらに1クール治療を続ける。現在も再発がない（高永波ら『針灸臨床雑誌』1997年第12期24ページ）。

【備考】
1．発作の治まっている期間に治療する。
2．続発性癲癇では原発病巣を探し、それに対して治療する。
3．精神刺激や過労を避け、食事や生活に注意して再発させない。

❖ 後頭神経痛

【病因】
　中医学では太陽経頭痛や後頭痛と呼ばれ、労損や気血鬱滞、陽気不暢、経筋が温煦されない、風寒湿邪を感受したなどによって経脈が流れなくなり、経絡が通じず、経筋が拘急して起きる。

【治療】
　取穴：頚夾脊（患側の2～3）、風池、完骨、天柱、脳空、阿是穴などから疼痛部位によって3～4穴を取る。
　操作：坐位で消毒し、中火鍼を白く焼き、7～12mmに速刺速抜する。阿是穴は火鍼で5～6回点刺する。隔日に1回治療する。

【文献】
　火鍼と毫鍼を併用し、後頭神経痛80例を治療した。風池、天柱、玉枕、脳空、百会、率谷、阿是穴を取り、風寒外襲には外関、労傷気血や経絡受損には後渓を加える。治療群には火鍼を阿是穴に5～10回点刺して隔日1回、対照群は毫鍼を25分間留鍼して毎日1回、5回を1クールとする。治療群80例では、治癒57例、著効14例、有効9例で、有効率100％。毫鍼のみの対照群40例では、治癒21例、著効11例、有効7例、無効1例で、有効率97.5％だった（徐春陽『北京中医』200346年第4期ページ）。

【カルテ】
　某、女性、40歳、職員、2002年9月3日初診。

左側頭部を刃物で切られるような痛みが20日続いている。20日前、入浴したあと冷え、左側に頭痛が起きた。左後頚部から頭頂部へかけて痛みが放散する。発作的な痛みが30〜50分ごとにあり、数秒間続く。痛くて眠れないので呼和浩特市の某病院神経内科へ行き、鎮痛薬と理学療法を受けたが良くならず、ここへ来た。検査すると、患者は苦痛な表情で、左風池に明確な圧痛があり、知覚が鈍く、頚部の筋肉が硬い。他の神経系に陽性徴候はない。淡舌、薄白苔、弦緊脈。頚夾脊、風池、脳空、阿是穴を取り、火鍼を白くなるまで熱して7〜12mmに速刺速抜する。特に阿是穴は火鍼で5〜6回点刺する。刺鍼すると、はっきり痛みが軽くなり、その晩は良く眠れた。翌々日来院し、痛みの程度と発作回数が減ったという。再び同じ方法で治療し、1回で治癒した。1年の追跡調査では、再発はない。

【備考】
1．本疾患は寒い季節に多いので火鍼治療の効果が良く、ふつうは1〜2回で著効がある。
2．頚椎症が原因ならば、頚椎症治療を参考にする。

❖ 顔面痙攣

【病因】
　中医では筋惕肉瞤（てきじゅん）という。血虚で筋脈が栄養されない、あるいは寒湿が陽気を傷付け、水気が運化されず、湿が経脈を詰まらせたなどが原因で起きる。

【治療】
　処方1：翳風、下関、四白、頬車、合谷、後渓。
　操作：穴位を消毒し、細火鍼を白く焼き、3〜7mmに速刺速抜する。隔日に1回治療し、6回を1クールとする。
　処方2：阿是穴。
　操作：穴位を消毒し、細火鍼を白く焼き、3〜7mmに1〜3回ほど速刺速抜する。隔日に1回治療する。

【文献】

　顔面痙攣に対する火鍼の効果を観察した。治療群は、太陽、攢竹、顴髎、地倉を主穴とし、風寒阻絡に風池と外関、肝風内動に太渓と太衝、気血両虚に足三里と三陰交を配穴する。太さ0.3㎜、長さ4㎝の火鍼を焼き、主穴を5㎜の深さに速刺速抜する。配穴は直径0.3㎜、4～6㎝の毫鍼で、風池、外関、太衝を瀉法、太渓、足三里、三陰交へ補法して、30分間留鍼する。隔日1回治療して、5回を1クールとする。対照群は治療群と同じ取穴で、主穴に太さ0.3㎜、長さ4～6㎝の毫鍼を刺して平補平瀉し、配穴の補瀉は治療群と同じで、30分間留鍼し、毎日1回治療して、10回を1クールとする。結果は、治療群79例のうち、治癒51例、著効12例、有効10例、無効6例で、有効率92.4％。対照群48例では、治癒22例、著効16例、有効4例、無効6例で、有効率87.5％だった（江暁霽『中国針灸』2007年第7期509ページ）。

【カルテ】

　某、女性、45歳、作業員。1994年4月12日初診。

　3年前から左眼が不随意に痙攣し始め、左顔面全体まで痙攣するようになった。漢方薬や薬物治療したが効果がない。検査すると、左側の口眼の筋肉が不随意に時々痙攣し、緊張したり疲労すると悪化する。耳鳴や不眠なども伴い、舌尖紅、薄白苔、弦細脈。中医では眼瞼瞤動、西洋医では顔面痙攣と診断された。左の翳風、下関、太陽、陽白、四白、頬車を取り、両側の肝兪、太衝、照海を加える。穴位を消毒し、細い賀氏火鍼を白くなるまで焼き、2～3㎜の深さに速刺速抜し、鍼孔を乾いた綿花で押さえる。1回の治療でチックが激減し、耳鳴も消えた。1クール治療すると、顔面痙攣が完全に治まり、耳鳴も起きず、不眠も顕著に改善した。効果を安定させるため、さらに1クール治療し、諸症状がなくなった。半年後の追跡調査では再発がなく、完全に治った（林国華ら『江蘇中医』2001年針灸研究専刊41ページ）。

【備考】

1．火鍼するときは、患者の気持ちを和らげ、チックを誘発させない。
2．疲労を避け、充分に睡眠をとり、インフルエンザを予防する。夏は風を避けて、脂っぽいものや甘い物を食べない。

❖ 顔面麻痺

【病因】

口眼喎斜(かしゃ)や口喎(かしゃ)と呼ばれる。過労により正気が不足し、脈絡が空虚になって衛気が外を固めないため、その虚に乗じて風寒や風熱が顔面の経絡に入り、気血瘀阻となって経筋機能が失調し、筋肉が約束(締めつけること)しなくなって口僻となる。

【治療】

取穴:患側の陽白、四白、頬車、顴髎、地倉、迎香、両合谷。以上から毎回4〜5穴取るが、合谷は毎回必ず使う。

操作:側臥位か仰臥位で消毒し、細火鍼を白く焼き、3〜7mmに速刺速抜する。毎日か隔日1回治療して、10回を1クールとする。

【文献】

火鍼による顔面神経麻痺の臨床観察。患者を毫鍼のみと、毫鍼+火鍼群に分け、陽白、四白、地倉→頬車、合谷、足三里へ刺鍼する。結果は、毫鍼群40例が有効率90.2%、患側に火鍼してから毫鍼する毫鍼+火鍼群46例が有効率97.7%だった(王桂玲ら『針灸臨床雑誌』2003年第5期26ページ)。

【カルテ】

某、男性、67歳、2002年3月16日初診。

5日前の明け方、起床したら左側が口眼歪斜になっており、眼が閉じれず、口を漱ぐと水が漏れ、食事すれば頬に食物が溜まる。ビタミン類など飲んだが効果がない。食欲や睡眠は良く、大小便も順調。舌は嫩白、白苔、弦脈。検査すると、左顔面のシワが消え、左目が閉じず、眼裂が広がり、左口角が右へ寄り、左鼻唇溝が浅く、舌を伸ばせないが、左耳後ろに圧痛はない。中医診断では面瘫(たん)。辨証では、正気不足により風寒が入って中ったもので、祛風散寒、疎通経絡を治則とする。最初に火鍼で患側を点刺したあと、毫鍼で陽白、四白、顴髎、頬車→地倉の透刺、合谷、左足三里などに刺鍼する。再診では症状が幾らか改善され、左側に浅く額のシワが現れ、口角歪斜も好転したが、やはり口から水が漏れ、食事で食べ物が溜まるので、同じ治療を続ける。三診では顕著に症状が改善し、左額の

シワが右より少し浅いものの閉眼でき、口を漱いでも水が漏れない。五診では患者の不快感もなくなり、外観も正常になった（王桂玲ら『針灸臨床雑誌』2003年第5期26ページ）。

【備考】
1．火鍼は風寒阻絡型だけでなく、風寒化熱型や気虚血瘀型にも効果があり、治癒率を高めて、即効性がある。
2．治療期間は顔を冷やさないようにし、必要があればマスクや眼帯する。目が閉じなければ埃が入りやすいので、目薬を毎日2～3回滴らして感染させない。

❖ 坐骨神経痛

【病因】
　中医では、坐臀風や腿股風、腰腿痛などと呼ぶ。腰部捻挫（ぎっくり腰）、使い痛み、外傷などにより、筋脈を損傷し、気血が瘀滞して通じなくなって痛む。また湿地に長くいたり、水に入ったり、雨に打たれたり、薄着で発汗して風に当たったりなどにより風寒湿邪が侵入し、腰腿部を痺阻した。あるいは湿熱の邪気が侵淫したり、湿濁が鬱積して熱と化したり、体内に蘊積した湿熱が足の太陽や少陽へ流れ込んでも腰腿痛となる。足太陽と足少陽、その経筋の病症である。

【治療】
足太陽型：環跳、陽陵泉、秩辺、承扶、殷門、委中、承山、崑崙。
足少陽型：環跳、陽陵泉、風市、膝陽関、陽輔、懸鐘、足臨泣。
配穴：腰仙部痛には腎兪、大腸兪、腰陽関、腰夾脊、阿是穴を、痛みが天候と関係すれば大椎、阿是穴を、気滞血瘀には膈兪、合谷、太衝を加える。
操作：穴位を消毒し、粗火鍼を白く焼き、12～25mmに速刺速抜したあと、5～10分間の火罐する。隔日に1回治療する。

【文献】
　坐骨神経痛に環跳、風市、陰市、陽陵泉、絶骨を主穴とし、腰夾脊、殷門、足三里、承山、崑崙、解渓、阿是穴を配穴する。火鍼を赤く焼いて速刺速抜し、隔日1回治療する。治療した23例の結果は、治癒18例、著効4例、無効1例で、有

効率95％だった（厳愉芬『針灸臨床雑誌』2003年第3期36ページ）。

【カルテ】

某、男性、46歳、公務員。2006年6月11日初診。

右下肢が痛くなって1カ月あまり。右臀部→大腿後側→下腿前外側へ痛みが放散し、歩くと悪化する。患肢が冷えて温めることを好み、頭昏や神疲、乏力を伴う。坐骨神経痛歴があるが、今回は湿地に久しく居たため誘発された。検査は、第4～5腰椎右側に圧痛があり、ラセーグ＋、右側臀部、膝窩、腓腹筋中点に圧痛、淡暗舌、白膩苔、沈細渋脈。レントゲン写真では、第4腰椎椎体前縁に軽度の増殖がある。幹性の坐骨神経痛（梨状筋症候群）と診断された。大腸兪、環跳、秩辺、承扶、殷門、委中、陽陵泉、承山、崑崙を取り、火鍼を白く焼いて12～25mmの深さに速刺速抜し、大腸兪、環跳、殷門、承山に10分間の火罐する。2回の治療で痛みが顕著に軽くなり、10回治療して治癒した。

【備考】

1．火鍼は坐骨神経痛に顕著な効果がある。しかし癌などで起きていれば、原発性疾患を治療する。ヘルニアなら牽引や按摩を併用する。
2．急性期にはベッドで安静にし、ヘルニアなら硬いベッドで横になり、腰痛ベルトを巻く。
3．物を運ぶときは、しゃがんで腰を入れて持ち上げる。日頃から暖かくする。

❖ 大腿外側皮神経炎

【病因】

大腿の外側が痛むもので、中医では肌肉痹証と呼ぶ。『鍼灸甲乙経』に「髀痹引膝股外廉痛、不仁（股関節の痛みが膝大腿の外側に及び、感じない）」とある。風寒湿邪を外感して営衛不和となったり、外傷や圧迫によって経絡が滞ったため通じなくて痛む状態となったり、肌膚が栄養されなくて麻木不仁となる。

【治療】

主穴：風市、環跳、血海、伏兎、陽陵泉、足三里、阿是穴。

配穴：腰椎の病変や、大腰筋の締め付けには、腰夾脊と大腸兪を加える。

操作：穴位を消毒し、中火鍼を白く焼き、12〜25mmに速刺速抜する。隔日に1回治療する。

【文献】

87例の大腿外側皮神経炎に火鍼治療した。火鍼を赤く焼き、患部へ1cmごとに1鍼ずつ点刺する。隔日1回治療したところ治癒58例、著効21例、有効8例で、有効率100%だった（史興忠『寧夏医学院学報』1998年第3期31ページ）。

【カルテ】

某、男性、67歳、退職公務員。1996年5月16日初診。

両腿の前外側が痺れ、焼けるような痛みを伴うようになって3年あまり。薬物治療したが効果がなかった。検査すると、右側大腿の前外側が21×9cm、左側大腿の前外側が12×6cmの範囲で知覚が鈍くなっている。淡舌、薄白苔、緩脈。大腿外側皮神経炎と診断し、風市、環跳、血海、伏兎、陽陵泉、足三里、阿是穴を取って2回治療すると、患者の知覚症状が激減し、8回の治療で完全に消えた。1年の追跡調査では、再発がない。

【備考】

1．外側大腿皮神経炎に火鍼は効果がある。だが、はっきりした原因があれば、原発性疾患を治療する。
2．局部を冷やさないようにし、温める。
3．火鍼したあとは治療部位を保護し、3日間は濡らしたり触ったりしない。

❖ **末梢神経炎**

【病因】

中医学では痿証である。正気不足のため湿熱の毒邪を感受したり、病後の余熱で津液が傷ついたり、脾胃虚弱で気血の生化が不足したり、脾が健運せず痰湿が内生して経絡を塞いだり、久病で身体が虚して筋脈が気血に濡養されなくなるなどで、肢体の筋脈が弛緩して縮まなくなったり、筋肉が萎縮して発生する。

【治療】

主穴：上肢は曲池、合谷、手三里、外関、後渓、八邪。下肢は伏兎、足三里、

豊隆、風市、陽陵泉、八風。

　配穴：初期には太衝と膈兪、後期には血海、三陰交、太渓を加える。

　操作：仰臥位で消毒し、中火鍼を白く焼き、7～12mmに速刺速抜したあと、乾いた綿花で鍼孔を押さえる。隔日に1回治療する。

【カルテ】

　某、女性、54歳、退職者。2007年5月7日初診。

　患者の両手指が痺れ、うまく動かせなくなって2カ月あまり。2カ月前に原因不明の痛みと痺れが両手指に現れ、冷えると悪化する。内蒙古の某病院の神経内科で末梢神経炎と診断され、薬物治療を受けたが良くならない。現在の症状は、両手が痺れて、てぶくろ状に知覚が減退し、局部が冷える。上肢は軟弱無力だが、筋萎縮はない。淡舌、薄白苔、緩脈。末梢神経炎。両側の曲池、手三里、外関、合谷、後渓、八邪を取穴し、中火鍼を白くなるまで焼き、穴位へ7～10mmほど速刺速抜して、鍼孔を乾いた綿花で押さえる。隔日に1回治療する。3回の火鍼治療で、手掌の痺れは幾らか緩解した。6回の治療で、手掌の痺れが完全に消え、知覚も正常に回復した。10カ月後の追跡調査でも再発はない。

【備考】

1. 本病に対する火鍼治療は効果があるが、回数がかかる。
2. 急性期なら安静にし、栄養に富んで消化しやすい食事を摂る。
3. 肢体麻痺となったら、ベッドに寝ているときは動かして褥瘡を防ぎ、四肢末端を温める。
4. 治療中は能動運動と受動運動で肢体の機能を訓練し、早期回復を助ける。

❖ 硬皮症

【病因】

　中医学では皮痺や血痺である。風寒湿邪が皮膚を侵襲したり、風邪が虚に乗じて侵入し、気血を閉塞したものである。

【治療】

　主穴：大椎、腎兪、膈兪、肺兪、気海、関元、血海、曲池。

配穴：顔面部は合谷、頭項部は列欠、腹部は足三里、腰痛は委中を加える。
　操作：毎回4～6穴を取り、穴位を消毒し、中火鍼を白く焼いて7～15mmに速刺速抜したあと、鍼孔を乾いた綿花で押さえる。隔日に1回治療する。

【文献】

　限局性硬皮症を火鍼治療する。まず1～2穴を循経取穴し、毫鍼を刺入して得気させる。そのあと火鍼を赤く焼き、異常な皮膚と正常な皮膚の境目をぐるりと囲刺し、異常な皮膚を10～15mmずつ離して2～3mmの深さに点刺する。毎週1回治療して、5回を1クールとする。30例を治療し、治癒10例、有効14例、無効6例で、有効率80％だった（孫善禄『全国針灸臨床経験交流検討会論文集』1992年28ページ）。

【カルテ】

　某、女性、15歳、学生。1988年10月15日初診。

　左肩甲下の皮膚が青紫に腫れ、硬くなって5カ月。5カ月前、原因もなく左肩甲下の皮膚が痺れ、腫れて、徐々に硬くなった。病院で検査し、限局性硬皮症と診断され、薬を飲んだが効果がなかった。検査すると左肩甲下に12×13cmの皮膚異常があり、黒紫と白い皮膚が交錯し、押してみると腫れて硬く、摘み上げられない。淡舌、白膩苔、沈滑脈。寒湿が侵襲し、肌腠に宿って、気血が瘀阻となったものである。現代医学では限局性硬皮症、中医では皮痺阻である。温経散寒、祛風除湿、活血化瘀を治則とする。まず左委中へ毫鍼を刺鍼して得気したら留鍼し、患部に火鍼を使い、速刺速抜で囲刺か点刺する。2クール治療すると、暗紫色と蒼白の皮膚が目立たなくなり、腫れも退いて広がらなくなった。同じ方法で、さらに2クール治療すると、皮膚が回復し、その後1年の追跡調査では再発がない（孫善禄『全国針灸臨床経験交流検討会論文集』1992年28ページ）。

【備考】

　淡泊な食事にし、新鮮な野菜を多く摂る。生ものや冷たい食品、酒や酢、海産物を避ける。

❖ 強直性脊椎炎

【病因】
中医では骨痺であり、風寒湿の邪が虚に乗じて骨脈を侵襲したものである。

【治療】
主穴：病変のある夾脊穴。
配穴：大椎、陶道、命門、腰兪、腎兪、志室、肝兪、大杼、環跳、委中、承山。
操作：主穴は毎回必ず取り、配穴から5～7穴を選ぶ。穴位を消毒し、中火鍼を白く焼き、背部なら下（尾骨）へ向けて7～10mmに斜刺、他の穴位は12～20mmに直刺で速刺速抜したあと、鍼孔を乾いた綿花で押さえる。隔日に1回治療し、6回を1クールとする。

【文献】
火鍼で強直性脊椎炎7例を治療した。頚椎から仙椎までの夾脊穴を取り、12mmに速刺速抜する。毎週1回刺鍼し、5回を1クールとする。3～5クール治療して、2年8カ月以上経た後の再調査では、著効4例、好転2例、無効1例で、有効率89％だった（任春玲ら『上海針灸雑誌』2004年第7期31ページ）。

【カルテ】
某、男性、35歳、1996年4月15日初診。
脊椎が硬くなって側弯し、頭を下げたり直立できず、右の腰背から腿が痛くて動きづらく、労働すると重くなり、冷えると悪化する。この2カ月は痛みがひどくなり、何回も入院して治療したが効果がない。検査すると、意識は確かだが元気がなく、顔色が白く、腰を前後に曲げたり側屈が制限され、オルトラニ・クリックテスト＋、右鼠径部に圧痛がある。淡舌、薄白苔、弦細脈。レントゲンで強直性脊椎炎と診断された。ヘモグロビン11mg/dℓ、赤血球350万/mm^3、白血球5200/mm^3、血沈20mm/h。火鍼で夾脊穴を毎週1回刺鍼する。5回を1クールとし、1クール治療すると前述した症状と徴候が激減した。3クールの治療で、ほぼ症状が消えた。4クールの治療で、大腿の屈伸、そして腰を曲げたり回したり、股関節を広げるときの障害が消えて、仕事ができるようになった。さらに1クール治療して、レントゲンでも進行しておらず、血沈6mm/hとなった。追跡調査で

も再発していない（任春玲ら『上海針灸雑誌』2004年第7期31ページ）。

【備考】
1．火鍼には、温通経絡、散寒祛湿、疎通経気の作用があり、気血を経脈へスムーズに流す。火鍼は蛋白質を変性させるため、毫鍼より刺激が長く続き、刺激量が大きくて作用が持続するので、夾脊穴へ火鍼すれば背部の気血運行を促がす。夾脊穴には脊髄神経後枝、随伴する動静脈があり、刺鍼すれば神経や血管の機能を調整して、病巣の修復を促す。
2．保温に注意して冷えないようにする。冷水浴などもってのほかである。栄養を摂り、高カロリー高蛋白とビタミンに富む食事をする。

❖ リウマチ熱性関節炎

【病因】
リウマチ熱性関節炎は、アレルギー反応性の疾患で、風湿熱の症状である。膝や足関節、肩、肘、手首、股関節などを障害し、局部の痛みや熱、赤い腫れなどを特徴とする療証である。

【治療】
主穴：大杼、大椎、足三里。
配穴：膝関節に内外膝眼と委中、足関節に太渓と解渓、肩関節に肩髃と肩貞、肩前、肘関節に曲池と手三里、手関節に外関と陽池を加える。
操作：患部を露出させたら穴位を消毒し、中火鍼を白く焼き、大杼と大椎は点刺し、他の穴位は7～15㎜に速刺速抜したあと、鍼孔を乾いた綿花で押さえる。隔日に1回治療する。

【カルテ】
某、女性、47歳、1994年1月31日初診。
全身の関節痛および右足指と両手指関節が赤く腫れ、入院して3日。
患者は2週間前に外感で咽喉が痛くなり、咳嗽、黄色くネバネバした痰が出たが、熱はなかった。そのあと股関節が痛くなり、動きにくくなった。3日前、特に原因もなく右手第3第4中手指節関節、左手母指関節、右足第2第3第4指節

関節が赤く腫れて痛み、37.9℃の低熱を伴う。工場の医務室へ行き、急性リウマチ熱による関節炎と診断され、ペニシリンを筋注し、イブプロフェンを飲んだが症状が改善しない。そこで診察に来た。体温36.4℃。臨床検査は、血沈62㎜/h、ストレプトリジンO抗体が多く、リウマトイド因子は陰性。中医診断は風湿熱痺、西洋医は急性リウマチ熱性関節炎。入院して清熱利湿と活血止痛を原則とし、毎日1回刺鍼して、白虎桂枝湯を加味し、のちにはペニシリンと消炎剤などで1週間治療したが効果なく、関節の腫痛は減らず、膝股関節周囲も円形に赤くなり、体温が38.1℃に上がり、血沈も70→93→95㎜/hと上昇した。2月23日、主任が回診したとき火鍼治療を指示し、夾脊穴と腫痛局部へ火鍼する。3日後の回診では痛みが幾らか減り、関節の腫れも軽くなったが、膝と股関節は赤く、血沈70㎜/h。それからは4～5日ごとに火鍼治療し、関節の腫痛も徐々に治まって好転し、紅斑も退いてゆき、血沈も45→35→20→13㎜/hとなり、病も好転した。全部で2カ月ほど治療した。手指の腫れや関節の痛みが消え、肢体機能も回復し、食欲も睡眠も良く、大小便も順調。淡紅舌、薄白苔、沈細脈。血沈の再検査では8㎜/h、ストレプトリジンO抗体、リウマトイド因子も正常で、治癒して退院した（何莉ら『針灸臨床雑誌』2001年第4期36ページ）。

【備考】
1．保温に注意して冷えないようにし、湿地に長くいたり、水に浸かったり、雨に打たれたりしない。
2．気道感染したら、徹底的に根治させる。

❖ 関節リウマチ

【病因】
中医では歴節、尪痺、頑痺、骨痺など痺証になる。肝腎不足により風寒湿の邪を感受し、それが関節に流れて、経脈へ入って起きる。

【治療】
主穴：大椎、身柱、神道、至陽、筋縮、命門、腰陽関。
配穴：肩の痛みに肩三鍼と臂臑。肘の痛みに曲池と曲沢、手三里。手首の痛み

に陽池、腕骨、陽渓。手指や足指の関節痛に八邪や八風。股関節痛に環跳と秩辺、居髎。膝痛に内外膝眼、膝陽関、梁丘、陽陵泉、足三里。足関節痛に太渓、解渓、丘墟、商丘を加える。

操作：主穴は毎回かならず取り、症状に基づいて配穴を加える。穴位を消毒し、中火鍼を白く焼き、7～25㎜に速刺速抜したあと、鍼孔を乾いた綿花で押さえる。四肢では15～25㎜、腰背部は7～12㎜刺入する。隔日に1回治療する。

【文献】

埋線と火鍼を併用して120例の関節リウマチを治療した。主穴は風池、大杼、肝兪、腎兪、大腸兪。配穴は中脘、気海、関元、迎香、合谷、足三里、環跳、陽陵泉、陰陵泉、八風、八邪。毎回主穴から2～4穴、配穴1～3穴を取り、埋線鍼に羊腸線を装着し、鍼尖を正確に穴位へ刺入して、得気したら鍼を抜きながらスタイレットを押し込んで羊腸線を穴位内に注入し、埋線部位と関節の疼痛点を火鍼で1～3回ずつ点刺する。7～15日に1回治療し、5～10回を1クールとする。さらに関元へ毎日1回、1回40分ずつ施灸させる。結果は、治癒62例、著効48例、有効6例、無効4例で、有効率97％だった（王永亮『上海針灸雑誌』2004年第10期31ページ）。

【カルテ】

某、女性、59歳。

全身の関節が腫れ、痛くなって2年あまり。漢方薬や薬物治療、蜂療法（蜜蜂に患部を刺させる治療法）をして1年あまり。ある医療機関で半年マッサージしたが効果なく、2001年5月20日に来院した。診察時は、両手の中手指節関節、手首、肩、膝、足首、股関節が腫れて痛み、食事や着替え、歩くのに助けが必要で、座ったり寝返りも難しい。服を脱がせて疼痛点を露出させ、何回か火鍼を刺し、帰ってから関元へ40分施灸し、あさって来るように指示する。三診では、患者は別人のように助けなしで階段を上り下りしたり、ベッドへ上ったり降りたりできるようになった。続いて大杼、腎兪、中脘へ半月に1回、主穴と配穴へ順番に埋線した。7回の治療で病状が安定し、さらに7回治療して治癒した。1年後の追跡調査では、天候の変わり目に軽い症状があるが、他に不快な事はない（王永亮『上海針灸雑誌』2004年第10期31ページ）。

【備考】
　関節リウマチは廃疾率が高いので、機能訓練を重視する。急性期では運動をせず、適度に安静にして炎症が治まるのを待つ。そして炎症と痛みが軽減したあと、関節の腫痛を悪化させない運動を始め、筋力を強くし、関節の彎曲や拘縮、硬直や筋萎縮を予防する。慢性や回復期の患者では、体操や散歩、踊り、登山、太極拳や気功など、計画的にリハビリする。しかしやりすぎは悪いので、適度な訓練にする。

❖インポテンツ

【病因】
　インポテンツを中医では陽痿や陰痿と呼び、房室不節や過度のオナニー、過労や疲弊、異常な興奮、過度の緊張や驚き、恐れなどが腎を傷付けたため命門の火が衰えて宗筋（陰茎）が不振になったり、脂っこいものや甘い食べ物を好むため糖尿病となり、湿熱が下へ注がれて宗筋が弛緩したものである。これは腎、肝、心、脾の機能失調と関係が深い。

【治療】
　主穴：関元、中極、腎兪、三陰交。
　配穴：命門火衰に気海と命門、志室。心脾両虚に心兪、脾兪、足三里。驚恐傷腎に命門、百会、神門。湿熱下注に陰陵泉→陽陵泉の透刺、曲骨。
　操作：仰臥位で消毒し、中火鍼を白く焼き、10～20㎜に速刺速抜したあと、鍼孔を乾いた綿花で押さえる。隔日に1回治療して、6回を1クールとする。

【文献】
　インポテンツの火鍼治療する。治療群は腎兪、命門、関元、中極、三陰交を主穴とする。さらに弁証して、腎虚精虧なら長強と曲骨。命門火衰なら腰陽関と長強。心脾両虚なら脾兪と心兪、足三里。肝鬱気滞なら急脈と行間、曲泉。湿熱下注なら陰陵泉と復溜、行間を配穴する。穴位を選んだあと鍼を白く焼き、すばやく穴位へ刺入して速抜し、鍼孔を乾いた綿花で押さえる。4日ごとに治療して8回を1クールとし、3クール治療する。対照群は吉春社の男宝を毎日2回、1回

2〜3粒ずつ朝晩服用して10日を1クールとし、3クール治療する。結果は、治療群が治癒24例、著効11例、有効3例、無効2例で、有効率95％、著効以上が87.5％だった。対照群は治癒5例、著効8例、有効11例、無効8例で、有効率75％、著効以上が40.6％だった（郭建峰『針灸臨床雑誌』2000年第10期37ページ）。

【備考】
1．インポテンツに火鍼治療は一定の効果がある。効果があればセックスを節制する。
2．インポテンツは機能性が多いので、夫婦で按摩しあうと、かなりの効果がある。性生活では男性の緊張を解し、悲観的な感情にならず、自信を持つ。
3．治療当日は入浴せず、治療中は飲酒したり、生ものや冷たい食品、辛い刺激物を避け、セックスも控える。

❖ 前立腺炎

【病因】
中医学の淋証や癃閉である。下焦の湿熱によって膀胱の泌別ができなくなったり、腎陽虧虚によって陰虚内熱となり、熱が膀胱に移って清濁が分けられない、脾虚気陥で水穀の精微が下に滲む、腎陽不足で固摂できないなどで発生する。病位が下焦にあり、腎、膀胱、脾などの臓腑が関係する。

【治療】
主穴：中極、関元、三陰交、秩辺、陰陵泉。
配穴：湿熱下注は曲骨と次髎、脾虚気陥に気海と脾兪、腎気不足に腎兪と太渓を加える。
操作：穴位を消毒し、中火鍼を白く焼き、すばやく中極と関元へ10〜12㎜に速刺速抜したあと、秩辺、陰陵泉、三陰交へ15〜25㎜ほど速刺速抜する。隔日に1回治療し、6回を1クールとする。

【文献】
前立腺炎22例の火鍼治療。取穴は、①右腎兪、左次髎、中極、右三陰交。②左腎兪、右次髎、曲骨、左三陰交。①と②を交互に取り、26号1〜1.5インチ毫

鍼の鍼尖と鍼体を赤く焼き、すばやく穴位へ25㎜ほど入れて速抜し、乾いた綿花で鍼孔を押さえて出血を防ぐ。隔日1回治療して10回を1クールとする。結果は、治療回数が最低5回、最多18回で、治癒6例、著効9例、有効7例、有効率100％だった（李義芳『中国針灸』1996年第7期21ページ）。

【カルテ】

某、男性、41歳、エンジニア、1992年9月5日初診。

前立腺炎となって1年あまり。この1カ月は病状が悪化し、頻尿、尿意切迫、排尿痛、腰仙部の怠い痛み、下腹の脹った感じ、大腿内側の不快感、性欲減退などが発生した。前立腺液の顕微鏡検査は、白血球2＋、膿2＋、少量のレシチン小体がある。前立腺炎と診断された。泌尿器科で薬物治療したが良くならず、鍼灸へ来た。①右腎兪、左次髎、中極、右三陰交。②左腎兪、右次髎、曲骨、左三陰交。①と②を交互に使用する。26号1〜1.5インチ毫鍼の鍼尖と鍼体を赤く焼き、すばやく穴位へ25㎜ほど入れて速抜し、乾いた綿花で鍼孔を押さえ、出血を防ぐ。隔日1回治療する。1回治療すると尿頻と尿急（尿意切迫）が顕著に緩解した。5回治療して、ほぼ自覚症状が消え、前立腺液に膿が混じらず、少量の白血球、レシチン小体＋となった。続いて5回治療して効果を安定させた。2年の追跡調査でも再発がない（李義芳『中国針灸』1996年第7期21ページ）。

【備考】

1. 前立腺炎は、病変部位が特殊なことから薬物治療の効果も悪く、治りにくい。火鍼は効果があるが、治療を続けなければならない。
2. 性生活を改善し、治療中はセックスを禁じる。
3. 暖かくして、刺激物を食べず、禁酒する。

❖ 前立腺肥大

【病因】

やはり中医学の癃閉である。さまざまな原因により精室が腫れ、膀胱気化ができなくなったと考える。腎は先天の本であり、生殖と発育、二便（大小便）を管理し、膀胱気化によって排尿する。しかし腎元が虧虚になり、精室の気血が不

調になれば、気血が瘀阻となって精室が腫れ、尿道を圧迫して癃閉となる。だから腎と膀胱が気化しないことが主な原因だが、水液代謝と関係する三焦や肺、脾も影響している。

【治療】

主穴：曲骨、中極、腎兪、次髎、三陰交。

配穴：肝鬱気滞に太衝、湿熱下注に陰陵泉、腎陽虧虚に命門、気滞血瘀に血海を加える。

操作：穴位を消毒し、細火鍼を白く焼き、7～12mmに速刺速抜したあと、鍼孔を乾いた綿花で押さえる。隔日に1回治療する。

【文献】

前立腺肥大に会陰、曲骨、三陰交、腎兪を取り、細火鍼を赤く焼いて点刺する。隔日1回治療し、10回を1クールとした。結果は、治癒21例、有効6例、無効1例で、有効率96.4％だった（別業峰『針灸学報』1992年第5期39ページ）。

【カルテ】

某、男性、62歳。

小便がポタポタ出て、切れなくなってから1年あまり。頻尿や尿急（尿意切迫）、尿痛はなく、尿にも異常はない。エコー検査したところ、前立腺肥大で中度の尿貯留があると診断された。薬物や漢方薬で治療したが一時的な効果しかなく、薬を止めると元に戻るので鍼灸治療に来た。少し太っていて、顔色が白く、腰膝が怠くて力が入らず、淡舌、沈細脈。脈と証を合参すると腎気不足である。曲骨、会陰、三陰交、腎兪から毎回2穴取り、細火鍼で隔日に1回点刺する。7回で治癒した（別業峰『針灸学報』1992年第5期39ページ）。

【備考】

1. 前立腺肥大に火鍼治療する理由だが、曲骨と会陰の深部に前立腺を支配する骨盤神経叢および骨盤神経叢の分枝、前立腺神経叢がある。そのため骨盤神経叢を刺激すると、神経の調節作用が働き、組織細胞の代謝を促し、泌尿システムの内分泌異常を調整して、前立腺の増殖を抑える。
2. 辛い刺激物を控え、禁酒して、水をたくさん飲む。

二. 外科疾患

❖ イボ痔

【病因】

臓腑が虚している状態で、座り続けたり、立ち続ける、重い荷物を持って遠くまで行く、あるいは飲食の失調、辛い刺激物、脂っこいもの、甘いものを摂りすぎる、または長期に及ぶ便秘や下痢、さらには過労や妊娠出産などにより、肛腸の気血が不調になって絡脈が瘀滞し、湿熱が蘊生して痔となる。

【治療】

取穴：齦交。

操作：細火鍼を白く焼き、齦交穴に速刺速抜する。隔日に1回治療する。

【文献】

齦交へ火鍼して36例の痔を治療する。うちわけは内痔18例、外痔14例、混合痔4例だった。細火鍼を白く焼き、上唇小帯にある白い潰瘍（なければ齦交穴）を軽く点刺し、少し出血してカサブタができるようにする。隔日か3日に1度治療する。結果は、36例のうち治癒28例、著効8例で、有効率100％だった（丁向栄『中国針灸』2003年第10期603ページ）。

【備考】

1．火鍼は本疾患に効果が良く、痔の痛みや出血などを軽くする。
2．定時に排便する習慣を付け、便通を良くすれば痔が起きにくくなる。
3．水分を摂り、新鮮な野菜や果物を食べて、辛い刺激物を避ける。

❖ 裂肛

【病因】

中医では脈痔や担腸痔、鈎腸痔、裂口痔などと呼ぶ。原因はイボ痔と同じ。

【治療】

取穴：長強。

操作：側臥位で消毒し、中火鍼を白く焼き、12〜20mmに速刺速抜したあと、鍼孔を乾いた綿花で押さえる。隔日に1回治療する。

【文献】

裂肛60例に火鍼治療した。火鍼で内肛門括約筋を焼き切り、生肌散を塗って、排便後は癒合するまで薬を塗り替える。60例を治療して、1回で治癒57例、2回で治癒3例で、有効率100％だった（王鋼『中国針灸』1989年第5期36ページ）。

【カルテ】

某、男性、39歳。

裂肛となって5年、2年前に裂肛手術したが、半年前に再発した。排便すると肛門が痛く、点滴状に出血する。検査すると、歯状線に1つずつ裂口と歩哨痔核があり、裂口幅5mm、長さ1cmで暗紫色、辺縁が不揃いで、触ると流血する。前後位の裂肛と診断する。まず1％プロカインで局所麻酔し、肛門管内はベンザルコニウム綿花で消毒する。そして肛門側の中位で、歯状線から1〜1.5cm離れた部位に、皮下層へ達するほど火鍼を入れる。そのあと左手示指に液体パラフィンを塗り、肛門管へ入れて、内外括約筋間の肛門管壁を固定し、自作した括約筋鈎を右手で持ち、45度角で左手示指を括約筋部へ差し込んで、ゆっくりと内肛門括約筋を引っぱり出し、火鍼で焼き切る。そのあと生肌散を塗ると、翌日の排便痛が急に楽になった。薬を取り替えると7日後には痛みや出血が消え、裂肛が癒合した（王鋼『中国針灸』1989年第5期36ページ）。

【備考】

食物繊維やビタミンの多い野菜や果物などを食べ、便を軟らかくし、排泄しやすいようにして、毎日排便する習慣をつける。便秘があればグリセリン、液状パラフィン、ゴマ油など潤腸通便の薬物を服用し、腸を潤して便通を良くする。

❖ リンパ結核

【病因】

中医では瘰癧、破れたあとを鼠瘡と呼ぶ。憂思鬱怒などで情志（感情）がスッキリせず、気機が鬱滞して痰や火が作られ、痰火が結合して起きたと考える。

【治療】

取穴：阿是穴（腫れたリンパ節）。

操作：皮膚を消毒し、細火鍼を白く焼き、リンパ結節へ3〜12㎜ほど速刺速抜したあと、鍼孔を乾いた綿花で押さえて出血させない。毎週1回治療する。

【文献】

頸部リンパ結核に対する火鍼治療の臨床観察。85例を火鍼群、火鍼薬物群、薬物群に分けて比較観察した。火鍼群は細火鍼を白く焼き、リンパ節の中心へ迅速に刺入し、20秒留鍼して抜鍼する。毎回4鍼ずつ、中心に1鍼、周囲に3鍼入れ、鍼が終われば無菌ガーゼで覆う。内部に膿が溜まり、表面が揺れ動いて軟らかくなっていても切開する必要はなく、火鍼治療の際に注射器で膿を吸い出せば、残った膿が火鍼の鍼孔から自然に流れ出る。毎週1回治療すれば3〜4回で治癒する。44例治療し、治癒42例、有効2例で、有効率100％だった。火鍼薬物群は火鍼だけでなく抗結核薬でも治療する。初期から続けて規則的に、適量を治療期間すべてに使うことを原則とし、薬物はリファマイシン、イソニアジド、エタンブトール、ピラジナミド、ストレプトマイシンを主とする。火鍼薬物群26例は、治癒25例、有効1例で、有効率100％だった。薬物群は火鍼を使わず、抗結核薬だけで治療するが、薬物は火鍼薬物群と同じである。15例を治療し、治癒7例、有効3例、無効5例で、有効率66.7％だった（崔吉紅『中国針灸』2002年第6期379ページ）。

【カルテ】

某、女性、25歳、公務員。1987年4月20日初診。

右頸部に豆のような結節ができて1年あまり。全身症状はなかった。1カ月前、インフルエンザで発熱したあと硬結が大きくなり、ときどき痛む。某病院で頸部リンパ結核と診断され、抗結核薬を飲んだが効果がはっきりせず、硬結も少し大

きくなったので来院した。丈夫そうな体質で、飲食も正常。右側頚部に4つの硬結が繋がって、1つはピンポン玉ぐらいの大きさとなり、触ると少し圧痛があって、やや頂部が軟らかい。これは化膿していることを示している。弦数脈、紅舌で燥苔。これは肝鬱化熱で、そのうえ感染したため起きたものである。透発散結の治療が良い。火鍼で硬結の頂部を数回刺すと、クリーム色のネバネバした膿が1mlほど流れ、1週間後に鍼孔が癒合した。1カ月以内に小さな硬結にも3回鍼治療し、すべての硬結が消えた。それから1年あまり観察したが、再発はない（胡熙明『針灸臨床指南』第1版、人民衛生出版社。1991年530ページ）。

【備考】
1．火鍼は本病に優れた効果がある。阿是穴へ刺すときは深く刺入しすぎないようにする。リンパ節底部へ鍼尖が達すればよい。
2．リンパ節が潰れ、破れていれば薬物治療を併用し、瘡口が癒合しなければ温和灸を加える。これは局部と、その周囲に毎回15分、毎日1回おこなう。
3．治療中は、栄養を摂り、安静にし、過労を避ける。
4．火鍼するときは血管を避ける。刺入が深すぎると、他の組織を傷付ける。

❖ 頚椎症

【病因】
中医学では痺証になる。高齢で肝腎不足となり、正気が虧虚となって筋骨が栄養されなかったり、長く座り続けて気を消耗したなどが内因である。また風、寒、湿、熱の邪を外感したり、捻挫などが外因となる。内因と外因が相まって、督脈や手足の太陽経脈を滞らせ、気血運行がスムーズに流れなくなって起きた。

一般に中国では、神経根型、椎骨動脈型、脊髄型、交感神経型、混合型に分類する。神経根型は手や胸の痛みや痺れが主症状。椎骨動脈型は頚肩痛や眩暈が主症状。脊髄型は上下肢の怠さなど脊髄圧迫症状。交感神経型は動悸や胸苦しさ、眼症状であり、混合型は総合である。

【治療】
主穴：風池、大椎、天柱、頚夾脊（病変と対応する脊髄分節2対）。

配穴：眩暈や頭痛があれば百会、太陽、血海、膈兪。肩背痛には大杼、肩井、肩髃、肩外兪。手指の痺れには曲池、手三里、合谷、外関、後渓。悪心嘔吐には天突、内関を加える。

　操作：穴位を消毒し、中火鍼を白く焼き、7〜12mmに速刺速抜する。隔日1回治療する。

【文献】

　67例の頚椎症を火鍼と毫鍼で比較観察した。疼痛点と筋肉硬直部を阿是穴とし、火鍼を刺入して筋腱の骨付着部へ到達させたら速抜し、乾いた消毒綿花で鍼孔を押さえる。1cm²あたり2〜6本散鍼し、毎週1回治療して、鍼した部位を棒灸で毎日30分間温める。火鍼治療した38例は、治癒32例、好転6例、治癒率84.21%だった。対照群の鍼灸群29例は、阿是穴、風池、天柱、大椎、大杼、肩中兪、肩外兪、外関、養老、陽陵泉、委中から毎回6〜8穴取り、刺鍼したあと20分間留鍼して灸頭鍼し、毎日1回、毎週5回治療する。29例を治療して、治癒16例、好転13例で、治癒率55.1%だった（呉峻『江蘇中医』1999年専輯77ページ）。

【カルテ】

　某、女性、58歳、職工。1995年1月21日初診。

　頚項痛で頚が回せず、頭痛を伴う。手が痺れて1カ月あまり、縫い針を刺すような痛みが頻繁に肩腕から手へと放散するが、特に左手がひどい。検査すると、頚部の可動域制限、第6頚椎傍らに圧痛があり、ジャクソンテスト陽性。X線検査では、第6頚椎が増殖している。頚椎症（神経根型）と診断された。中火鍼で疼痛点を直刺すると、すぐに痛みが軽くなって、頚の可動域制限も幾らか改善した。続けて5回治療し、痛みが止まって自在に動くようになった（許豊敏『中国針灸』1997年第2期98ページ）。

【備考】

1．頚椎症の火鍼治療は、頚項痛や肩背痛、上肢痛、眩暈や頭痛を緩解させる。
2．長期にデスクワークしていたり、ノート型パソコンを使っていたり、俯せで読書する、針仕事など、下向きの作業を続けないようにして頚の健康に注意する。続けて作業せず、頚の筋肉を解すため15〜20分に1度は顔を上げ、後

頚部の筋肉を緩める。
3．寝違えると頚椎症が悪化するので、睡眠時の姿勢に気を付ける。ちょうどよい高さの枕にし、暖かくして冷えないようにする。

❖ 背筋筋膜炎

【病因】
中医では背痛や痺証である。風湿や慢性疲労が原因である。
前屈すると腰上部や腰下部が痛み、背骨の傍らに圧痛がある。

【治療】
取穴：阿是穴、華佗夾脊穴（胸椎）、委中。
操作：腹臥位で消毒して細火鍼を白く焼き、阿是穴と華佗夾脊穴へ点刺し、そのあと点刺部位へ閃火法にて火罐する。さらに委中を中火鍼で12～15㎜に速刺速抜し、鍼孔を乾いた綿花で押さえる。隔日に1回治療する。

【文献】
背筋筋膜炎108例に火鍼治療した。中火鍼の鍼尖を白く焼き、すばやく圧痛点へ点刺する。深く点刺するには高温が必要である。刺入する深さは筋肉の厚さによって決めるが、皮膚へ点刺するだけでは効果が悪い。3～5カ所へ点刺し、乾いた綿花で押さえ、3日に1回点刺して3回を1クールとする。1クール治療して、治癒58例、著効42例、無効8例で、有効率92.6％だった（劉暁琴『中国針灸』2004年第1期16ページ）。

【カルテ】
某、男性、46歳、作業員。2006年4月25日初診。
背中が痛くなり、重みを感じるようになって3カ月。この1週間は風寒や湿気を感受したため背中の重みが悪化し、朝起きるとき激しく痛み、動くと少し和らぐ。イブプロフェンを飲むと症状が少し軽くなる。検査すると、局部に赤くなった腫れもなく、起立筋全体に圧痛があり、局部の筋肉が板のように硬い。X線で胸部と頚椎を透視しても異常がない。背筋筋膜炎と診断する。阿是穴、華佗夾脊穴、委中を取り、細火鍼を白く焼いて、すばやく阿是穴と華佗夾脊穴を点刺

し、点刺部位へ5分ほど抜罐する。さらに中火鍼で両委中を12〜15mmに速刺速抜する。治療すると、すぐに背中の重みと痛みが軽くなり、5回治療すると治った。6カ月後の追跡調査でも再発はない。

【備考】
1．治療中は暖かくし、前屈みの作業を避ける。背骨に沿わせてキネシオテープを貼る。
2．火鍼して24時間内は、生ものや刺激物を避け、鍼孔を濡らさないようにする。

❖慢性腰痛

【病因】
　中医では腰痛、久腰痛、腰尻痛、腰背痛、腰脊痛などと呼ぶ。腰は腎の府であり、腎が虚すと外府である腰も栄えない。また風寒湿熱の邪を外感し、湿熱が内蘊して邪が経絡を滞らせれば気血が和まない。あるいは打撲や捻挫により経絡を傷付け、気血が受損し、経筋が濡養されないなどで、気血運行が障害されると慢性腰痛になる。
　慢性腰痛では、大腰筋と中殿筋の損傷が多い。

【治療】
主穴：圧痛点、腎兪、腰陽関、腰眼、委中、崑崙。
配穴：風寒湿阻に大椎、気滞血瘀に膈兪、腎虚に命門と太渓を加える。
操作：穴位を消毒し、中火鍼を白く焼き、12〜20mmに速刺速抜する。隔日に1回治療する。

【文献】
　慢性腰痛84例に火鍼治療した。腰部の圧痛点を取り、火鍼を白く焼いて、一定の深さに速刺速抜する。点刺する深さは筋肉の厚さに基づいて決める。皮膚だけの点刺では効果が悪い。隔日1回治療する。84例の結果は、1回で治癒10例、2回で治癒42例、3回で治癒10例、それ以上20例で、治癒率95.2％だった（劉暁琴『甘粛中医』2000年第2期）。

【カルテ】

某、男性、39歳、1998年3月23日初診。

1年前から過労のため腰が痛くなり、仕事するたびに悪化する。横になると軽減するが、仰臥位やうずくまるのが難しい。検査すると、腰部の前屈は70度まで、第4腰椎右側に顕著な圧痛がある。淡舌、薄白苔、沈細脈。腰椎X線と尿検査では、骨や腎臓の病変はない。腰部筋肉の慢性損傷と診断する。腰陽関と命門、両側の腎兪、腰眼、委中、崑崙、太渓から圧痛点を取り、中火鍼を焼いて白く輝いたら12～20mmの深さへ速刺して抜く。1回の治療で腰の痛みが軽くなり、2回の治療で腰の痛みがかなり消え、4回の治療で完全に消え、自在に屈伸できるようになって治ったという。1年以降の追跡調査では、再発していない。

【備考】

1．火鍼は慢性腰痛に優れた効果があり、痛みを和らげ、痛み発作の回数と時間を減少させる。しかし再発しやすいので治療を続けなければならない。
2．急性期には安静にし、患部にホットパックを当てたり、遠赤外線を照射する。日常から湿気を避け、冷やさないようにし、過労しない。緩解期には腰背部を鍛え、悪い姿勢をとらないようにして再発を防止する。

❖ 慢性棘下筋損傷

【病因】

中医では痺証である。風寒を感受したり、過労によって起きる。
天宗に圧痛があり、手で反対側の肩が掴めない。

【治療】

取穴：阿是穴、大杼、天宗、臑兪。

操作：穴位を消毒し、中火鍼を白く焼き、10～25mmに速刺速抜したあと、鍼孔を乾いた綿花で押さえる。隔日に1回治療する。

【文献】

慢性棘下筋損傷52例に火鍼治療した。患側の大杼、天宗、臑兪から1～2穴取り、中火鍼で点刺する。1週間に1回治療し、2回を1クールとする。52例を治

療した結果は、治癒24例、著効17例、無効11例で、治癒率78.85％だった。比較対照群とした34例は、患側の大杼、天宗、臑兪、後渓を取り、ふつうに毫鍼を刺して、得気したあと20分間留鍼し、抜鍼したあと大杼、天宗、臑兪には10分施灸する。これは毎日1回治療し、6回を1クールとする。2クール治療した34例の結果は、治癒7例、著効11例、無効16例で、有効率52.94％だった（張文兵ら『新中医』1996年第12期32ページ）。

【カルテ】

某、女性、34歳、公務員。1994年12月8日初診。

両側肩背部が怠く冷えるようになって3カ月あまり。患部が氷で覆われているようで、風もないのに冷える。別の治療院で鍼灸や刮痧を受け、薬や漢方薬を飲んだが効果がない。検査すると、両側の天宗と臑兪に顕著な圧痛があり、淡舌、白膩苔、弦滑脈。西洋医で慢性棘下筋損傷、中医では痺証（寒湿痺阻）と診断された。すぐに火鍼で両側の天宗、臑兪、大杼を点刺する。刺し終わると、患者は局部が怠くて暖かく、このうえなく気持ちいいという。2回の刺鍼治療で治癒した。3カ月後に追跡調査したが、再発はない（張文兵ら『新中医』1996年第12期32ページ）。

【備考】

治療中は暖かくし、疲れすぎないようにする。

❖ 五十肩

【病因】

肩痺や漏肩風、肩凝症、凍結肩などの呼び名がある。肩部が風寒湿邪を感受したり、使いすぎたり、慢性疲労などで肩部の経絡が通じなくなり、気血が凝滞したことが原因である。

以前は五十歳ぐらいで発病することが多かったため五十肩と呼ばれたが、最近はパソコン操作や携帯でメールやゲームをしたりするため20代でも発病する。30代や40代の人は「まだ自分は50になってない」と反論することが多いため、三十肩や四十肩と呼ばれることもある。

【治療】

　主穴：肩髃、肩前、肩貞、肩髎、阿是穴の圧痛点。

　配穴：上肢痛に曲池、合谷、臂臑。肩甲痛に天宗、曲垣。太陰経痛に尺沢、陰陵泉。陽明や少陽経痛に手三里、外関。太陽経痛に後渓、大杼、崑崙を加える。

　操作：坐位で消毒し、中火鍼を白く焼き、12〜25mmに速刺速抜したあと、鍼孔を乾いた綿花で押さえる。隔日に1回治療する。

【文献】

　肩関節周囲炎64例を火鍼治療した。火鍼群は肩髃、肩前、肩後を取穴し、中火鍼を焼いて5mmの深さに速刺速抜して、毎週2回治療する。刺鍼群は火鍼群と同じ取穴で、太さ0.3mm、長さ6cmの毫鍼を刺して平補平瀉し、30分間留鍼して、週に2回治療する。どちらも5回を1クールとする。結果、火鍼群64例は、治癒29例、著効24例、好転10例、無効1例で、有効率98.4％。刺鍼群48例は、治癒12例、著効16例、好転19例、無効1例で、有効率97.9％だった（楊晋紅『中国針灸』2007年第9期707ページ）。

【カルテ】

　某、女性、56歳、2005年6月3日初診。

　右肩関節が痛み、動きにくくなって3カ月。だんだん悪化している。病院で肩部のブロック注射と鍼灸治療したが、効果がなかった。検査すると、右肩関節に顕著な圧痛と可動制限があり、特に外転と内転、伸展ができない。舌質暗、薄白苔、弦細脈。X線では肩関節に異常がない。右肩関節周囲炎と診断された。そこで肩関節で圧痛の顕著な部位に2度点刺し、速抜する。3回の火鍼治療で痛みが軽減し、関節機能が改善して、全部で7回の治療で治癒した。半年の追跡調査では再発がない。

【備考】

1．火鍼は肩関節周囲炎に優れた効果がある。しかし確定診断して、関節結核や癌、骨折、脱臼、頚椎症や内臓疾患による関連痛などを排除する。
2．火鍼する時期は、初期ほどよい。癒着したり筋肉が萎縮した患者は、マッサージやリハビリを併用しなければならない。
3．火鍼を能動運動や受動運動と併用すれば、肩関節機能の回復を早める。適度

に肩を動かし、壁に手を這わせて挙げる練習などをする。
4．肩を保温し、風寒の侵襲を防ぐ。

❖ 肩甲挙筋損傷

【病因】
療証で、肩甲骨上角や頚側面に圧痛がある。

【治療】
主穴：阿是穴。
配穴：大椎、大杼。
操作：穴位を消毒し、細火鍼を白く焼き、阿是穴、大椎、大杼を3～7mmに速刺速抜したあと、鍼孔を乾いた綿花で押さえる。隔日に1回治療する。

【文献】
火鍼と灸頭鍼に抜罐を併用し、肩甲挙筋損傷に対する効果を比較する。火鍼群は、局部の阿是穴を主とし、大椎、大杼、腎兪、陽陵泉、委中を配穴する。火鍼を焼いて筋付着部へ刺入し、速抜したあと鍼孔を乾いた綿花で押さえる。病巣部に2～5回散鍼し、そのあと10～20分間火罐する。毎週1～2回治療し、5回を1クールとする。54例を1クール治療して、治癒47例、好転7例で、治癒率87.04％、有効率100％だった。灸頭鍼群22例は、火鍼群と同じ取穴で、刺鍼して得気があれば主穴の鍼柄に2cmの棒灸を挿して灸頭鍼し、20分間留鍼して、抜鍼したあと10～20分間抜罐する。隔日1回治療し、10回を1クールとする。1クール治療した結果は、治癒13例、好転9例で、治癒率59.09％、有効率100％だった（呉峻『中国針灸』1999年第7期407ページ）。

【カルテ】
某、女性、38歳、公務員。2007年3月12日初診。
　左肩背部の痛みが2年続いており、痛みがひどくなって4日。2年前に外傷歴があるという。4日前に冷やしたら痛みが悪化した。検査すると、左側第2—3頚椎横突起と肩甲骨上角に顕著な圧痛があり、肩甲骨内上角に索状のシコリがある。頚椎のX線は異常なし。左肩甲挙筋損傷と診断した。阿是穴、大椎、大杼を

取り、細火鍼を白く焼いて、2穴を選んで5〜7mmに速刺速抜し、鍼孔を乾いた綿花で押さえる。1回の火鍼治療で症状が顕著に軽くなり、4回の治療で消えた。1年後の追跡調査でも再発はない。

【備考】
1．火鍼して2日間は入浴せず、感染予防する。
2．火鍼は高温を病巣に到達させるので、鍼体周囲の瘢痕組織が焼かれて炭化し、癒着して固まった組織が焼き切られ、癒着組織による圧迫が解けるために局部の血液循環が改善する。何度も散刺し、治療後は一定期間を空けるため、焼かれた組織が吸収され、新陳代謝されて索状硬結は徐々に小さくなり、消失する。火鍼は局部の病変組織を変性させるので効果が高い。

❖ 上腕骨外側上顆炎

【病因】
俗にテニス肘と呼ばれ、中医では痹証や肘労、傷筋になる。疲れて汗が出、営衛不固となり、寒湿が肘部の経絡を侵襲し、気血が阻滞して流れない。あるいは長い間、手首を回したり屈伸するなど激しい動きをしたため、筋脈を損傷して瘀血が内停し、肘部の経気が通じなくなる。通じなければ痛むため発病した。

【治療】
取穴：曲池、肘髎、手三里、手五里、阿是穴。
配穴：前腕を内に回せなければ下廉を、外に回せなければ尺沢を、肘内側が痛めば少海を、肘尖が痛めば天井を加える。
操作：仰臥位か坐位で消毒し、中火鍼を白く焼いて12〜25mmに速刺速抜する。各穴へ2〜3回刺鍼し、隔日に1回治療する。血管や神経に刺さないようにする。

【文献】
上腕骨外側上顆炎120例に火鍼治療した。曲池、肘髎、手三里、阿是穴を取り、1.5インチの細火鍼を焼いて12〜25mmに刺入し、0.5秒の刺入時間で抜鍼する。2〜3日ごとに火鍼治療し、6回を1クールとして1〜2クール治療する。その結果は、治癒92例、好転24例、無効4例で、有効率96.7％だった（顧生平ら

『針灸臨床雑誌』2003年第10期26ページ)。

【カルテ】

某、男性、40歳、作業員。2004年5月18日初診。

右肘関節の外側が痛み始めて10カ月。10カ月前、仕事したあと肘関節外側が痛くなり、前腕外側へ痛みが放散することもある。内蒙古の某病院で半月治療し、そのときは痛みが軽くなったが、最近は仕事が続いて痛みが悪化した。右上肢の動きは正常、赤くなっても腫れてもおらず、右肘上腕骨外側上顆に顕著な圧痛があり、ミルテスト＋。舌質暗、薄白苔、渋脈。上腕骨外側上顆炎と診断された。曲池、肘髎、手三里、手五里、阿是穴、下廉、尺沢を取り、中火鍼を白く焼いて20㎜の深さに速刺速抜する。隔日1回治療し、5回治療すると右肘の痛みが消え、握ったり握力が正常になって治癒した。あまり使いすぎないよう指示する。1年の追跡調査では、再発はない。

【備考】

1．火鍼治療は1～2回で効果がある。
2．治療中は肘に負担を掛けず、急性期では肘関節を動かしてはならない。長びいて、局部の筋腱や組織が癒着していれば、マッサージを併用して適度に動かし、回復をはかる。キネシオテープで保護する。
3．治療中は患部を休め、暖かくして冷やさない。
4．治療前に患者を納得させ、火鍼を恐れないようにする。

❖急性リンパ管炎

【病因】

中医では紅絲疔と呼ばれ、邪毒が外部から侵入し、気血を阻滞させて、皮膚を蘊蒸したため発生したと考える。

【治療】

取穴：阿是穴（赤いラインの尖端と根部）。

操作：適切な体位で消毒し、中火鍼を白く焼き、赤いラインの両端に1本ずつ3～7㎜に速刺速抜したあと乾いた綿花で鍼孔を押さえる。隔日に1回治療する。

【文献】

　急性リンパ管炎18例に火鍼治療した。火鍼を赤く焼き、オデキの尖端へ3～5mmの深さに速刺する。腫れが広がりつつあれば、腫れた周囲に囲刺してもよい。各カ所に1本ずつ入れ、本数はオデキの大きさによって決めるが、5本を超えないようにする。刺鍼が終わったら局部をアルコール綿で消毒し、ベルベリン軟膏を塗ってガーゼで覆い、絆創膏を貼ればよい。全員が1回で治癒した（呉農栄『新中医』1988年第3期34ページ）。

【カルテ】

　某、男性、21歳、修理工。1978年9月6日初診。

　昨日の午後、左合谷に粟粒のようなオデキができた。根が釘のように深く、しょっちゅう痒い。家族がロバ皮の膠を貼るという民間療法をした。夜になると痒みや痛みが続いたが、気にしなかった。明け方起きると局部は痛みだけだったが、全身に悪寒がして調子が悪い。膠を剥がしてみると病巣周囲が熱を持って赤く腫れ、オデキの頭が潰れて血のような滲出物がある。そこで病院へ行き、ペニシリンを打って貰った。午後になると病状が悪化し、痛みがひどくなって腫れも広がり、患肢が怠痛くて不快感があり、全身に寒気がしたり熱感がしたりする。検査すると、左手合谷にフルンケルがあり、根が硬くて周囲が赤く腫れ、手背全体に及んでいる。1本の太い赤線が患肢内側に沿って肘窩まで延び、触ると索状で、圧痛がある。腋窩リンパ節は腫れて圧痛があり、体温38℃、黄膩苔、弦数脈。紅絲疔と診断する。火鍼でオデキ尖端を続けて5回刺し、赤線の中点と末端の肘窩にも1鍼ずつ刺す。そしてアルコール綿で消毒し、ベルベリン軟膏を塗り、無菌ガーゼで覆って絆創膏で留める。治療のあと患者は局部が心地よくなり、2～3時間後に赤線が黒くなり、3日で治癒して、5日後に火鍼で焼いたところが治った（呉農栄『新中医』1988年第3期34ページ）。

【備考】

1．原発病巣を処置し、感染病巣を抑える。
2．症状が重ければベッドで安静にし、水分を摂る。発熱して頭痛すれば対症治療する。
3．火鍼には抜毒除湿、解鬱散火、疎通経絡などの作用があり、急性リンパ管炎

に優れた効果がある。

❖ 腱鞘炎

【病因】
中医では筋痹や筋凝症になる。労損が経筋に及び、気血運行が障害されたと考える。

【治療】
主穴：阿是穴（圧痛点）。
配穴：手背部は列欠、合谷、陽渓。足背部は解渓、太衝、足臨泣。
操作：穴位を消毒し、細火鍼を白く焼き、3〜15mmに速刺速抜したあと、鍼孔に10分間の雀啄灸する。隔日に1回治療する。

【文献】
火鍼で100例の弾撥指を治療する。細火鍼を局部の圧痛点へ4〜6回点刺し、患指を広げて引っ張り、硬結内の液を出して消毒ガーゼで覆う。さらに毎日自分で10回、毎回10遍ずつ指を引っ張るよう患者に指示する。3日に1回治療し、3回を1クールとし、最長3クール治療する。結果は、治癒79例、著効18例、無効3例で、有効率97％だった（祁越ら『中国針灸』1994年第1期45ページ）。

【カルテ】
某、女性、55歳、2005年12月5日初診。
左手母指が痛くなって4カ月。屈伸制限があり、特に親指と人差指を開くとき、痛みが手首に向かって放散する。ブロック注射したが効果がないので、こちらに来た。検査すると左手掌側の中手指節関節横紋橈側1/3に、激しく痛む米粒大の硬結があり、関節を屈伸させるときは反対の手で動かすが、弾撥音を伴って痛みで叫ぶ。弾撥指と診断する。細火鍼を白く焼き、列欠、合谷、陽渓、阿是穴へ3〜15mmの深さに速刺速抜し、鍼孔へ10分間の雀啄灸をする。隔日1回治療する。4回の火鍼治療で、弾撥指の症状が完全に消えた。1年の追跡調査によると、効果も安定していた。

【備考】
1．治療中は患部を温め、冷やしたり濡らしたりしない。
2．火鍼には活血化瘀や温通筋脈の効果がある。つまり刺鍼すると、局部の血液循環を改善し、炎症性物質を吸収、消散する作用があり、筋脈が自由に屈伸できるようにする。キネシオテープで保護する。

❖ 神経線維腫

【病因】

中医によると、様々な原因により気血が凝滞し、積聚となって血行が悪くなり、経絡の気が通じなくなって痛むものである。

【治療】

取穴：阿是穴（腫瘍本体）

操作：楽な体位にして患部を露出したら局部を消毒し、粗火鍼を白く焼いて、腫瘍の中心めがけて速刺速抜する。刺入する深さは腫瘍の底に達すればよい。そして無菌ガーゼで覆い、絆創膏で留め、5日後に取り去る。週1で治療する。

【文献】

神経線維腫10例に火鍼治療した。直径1mm、長さ4～6cmの火鍼を白く焼き、神経線維腫の中心から基底部へ速刺速抜し、消毒ガーゼで覆って5日後に取り去る。結果は、治癒9例、無効1例で、うち1回で治癒3例、2回で治癒2例、3回で治癒1例、4回で治癒2例、5回で治癒1例で、有効率90％だった（范月友ら『中国針灸』1998年第5期280ページ）。

【カルテ】

某、男性、50歳、農民。1989年12月1日初診。

上背部右側に腫瘍が8年もある。検査すると右側肩甲骨の棘上窩で、秉風の少し内側に直径1cmの腫瘍がある。縁は明確で茶色、円滑で硬く、押すと激しく痛む。できてから8年になり、最初は小豆大で、押すと少し痛かった。それが少しずつ大きくなり、触ると激しく痛むようになった。県の人民病院外科で神経線維腫と診断され、様々な薬を飲んだが効果がなかった。直径1mm、長さ4～6cmの

火鍼を白く焼き、神経線維腫の中心から基底部へ速刺速抜し、消毒ガーゼで覆って5日後に取り去る。再度治療して、2回で治癒した。1年の追跡調査で再発はない（范月友ら『中国針灸』1998年第5期280ページ）。

【備考】

神経線維腫の火鍼治療は局部の血行を促し、経脈を通暢させて腫れものを除く。

❖ ガングリオン

【病因】

中医では筋瘤や筋結と呼ばれる。労働で筋を傷め、経気が阻滞し、血行が悪くなって瘀血が内停したり、外傷によって経脈が受損し、気血が凝滞してできる。

【治療】

取穴：阿是穴（ガングリオン局部）。

操作：ガングリオンを消毒し、中火鍼を白く焼き、ガングリオンの囊壁に達するよう、中心へ2～3本入れて抜鍼する。そのあと鍼孔周囲を乾いた綿花で押さえ、無色のゼリー状粘液を出す。何度も圧迫して内容物を出し尽くし、アルコール綿で拭いて包帯はせずに、3日間は水に濡らさないようにする。1回で治らなければ5～7日後に再度治療する。

【文献】

ガングリオン200例の火鍼治療。左手親指と人差指でガングリオンを押さえて内容物を一辺に集め、右手に粗火鍼を持って焼き、血管や筋腱を避けてガングリオンの中心に2～3度速刺する。そのあと両手に乾いた綿花を持って鍼孔周囲を押さえ、内容物を全て押し出したあと消毒綿花で圧迫し、絆創膏で留める。2日間ほど水に濡らさなければ、3日後には治っている。結果は1回で治癒149例、2回で治癒48例、3回で治癒3例だった（由福山ら『中国針灸』1990年第4期38ページ）。

【カルテ】

某、女性、38歳、作業員。2004年5月10日初診。

左手関節背面にガングリオンができて1年。局部が怠く痺れる。鍼灸治療をし

たが、あまり効果がなかった。検査すると、左背側手関節横紋の中央に直径1.4cmのガングリオンがあり、赤くなくて、触ると柔らかい。触っても動かず、表面はツルツルして結節がなく、押すと怠い痛みがあり、手首を屈伸すると痛い。すぐに火鍼でガングリオンを3度速刺し、鍼のあと周囲を手で押して、多量のゼリー状粘液を出し、3日間は水に濡らさないよう指示する。1回の治療で局部の痺れ感が消え、ガングリオンも完全に消えて、手関節が自由に動くようになった。1年の追跡調査では再発していない。

【備考】

ガングリオンの火鍼治療では刺入する深さが問題で、嚢壁の基底部に達すればよい。深すぎれば骨膜や血管を傷付けるし、浅すぎれば内容物が押し出せないので効果がない。治療では内容物をきれいにするほど効果が良いので、押し出したあと2〜3日は圧迫包帯し、手背や足背の運動摩擦を減らし、再発を防止する。再発しやすい患者では、局部を棒灸で3〜5回温めて再発予防する。

❖ 第3腰椎症候群

【病因】

中医の腰痛や腰腿痛である。捻挫や使いすぎにより、局部の気血が瘀滞して脈絡が通じなくなったり、風寒湿邪が腰部を侵襲して筋脈を痺阻したり、肝腎不足で腰部が栄養できずに起きた腰痛である。

この疾患名は日本にはなく、中国の朱漢章が提唱した病名である。腰椎のなかでも第3腰椎肋骨突起だけ長いため、それが腰方形筋と摩擦して筋膜が破れ、第3腰椎肋骨突起尖端が腰方形筋と癒着するために可動制限が起き、そこにシコリが触れる。ラセーグテストで放散痛がなく、神経根症状もない。腰の側面が痛む。

【治療】

主穴：阿是穴、両側の腎兪と委中。
配穴：両側秩辺と命門。
操作：主穴は毎回必ず取り、配穴から1穴選ぶ。腹臥位で消毒し、中火鍼を白く焼き、10〜12mmに速刺速抜し、鍼孔を乾いた綿花で押さえる。隔日に1回治

療する。

【文献】

第3腰椎症候群58例を火鍼と抜罐で治療する。中火鍼を白く焼き、圧痛点に3〜5回速刺し、2〜5分間留鍼して、抜鍼のあと10分間の火罐をする。3日に1回治療して3回を1クールとする。結果は、治癒41例、有効12例、無効5例で、有効率91.4%だった（章明忠『針灸臨床雑誌』1998年第2期33ページ）。

【カルテ】

某、男性、36歳、建築作業員。2007年4月2日初診。

腰痛が2年、悪化して20日。2年前に腰の捻挫歴があり、疲れたり風寒を受けると腰痛が悪化する。20日前に重量物を運んでいたら腰を捻挫し、腰を曲げると痛みが悪化して、長く腰掛けていられない。内蒙古の某病院で第3腰椎症候群と診断され、薬や漢方薬を飲んだり、膏薬貼ったり、ブロック注射したが効果がないので来た。検査すると腰の筋肉が緊張し、右側第3腰椎肋骨突起の尖端に圧痛があって、索状のシコリが触れる。ラセーグテスト陰性、X線写真では異常がない。淡舌、薄白苔、沈緊脈。第3腰椎症候群と診断した。阿是穴、両側の腎兪と委中、命門を取り、中火鍼を白く焼き、10〜12mmに速刺速抜して、鍼孔を乾いた綿花で押さえる。1回の治療で腰痛がはっきり軽くなり、3回の治療で症状と徴候が消えて治癒した。半年後の追跡調査でも再発はない。

【備考】

急性期にはベッドで安静にし、できるだけ動かさない。緩解期には腰背の筋肉を鍛え、患部の血液循環を改善し、周囲の炎症物質を徐々に吸収させる。治療した後は腰痛ベルトを付け、暖かくして冷やさない。

❖ 上臀皮神経痛

【病因】

中医では筋痹や筋出槽になる。外邪を感受したり、過度な労働により、腰臀部の筋肉を損傷し、気滞血瘀となって経脈が痹阻して通じなくなり、通じなくて痛くなる。あるいは病気が長びいて久病が絡に入り、絡脈で瘀血が阻滞して気血不

足となり、筋肉を濡養できず、痛みや痺れが起き、ひどくなると筋肉が萎縮する。

腸骨稜付近が痛むが、中小殿筋に問題のあることが多い。

【治療】

取穴：阿是穴、居髎、承扶。

操作：仰臥位で消毒し、中火鍼を白く焼き、7～25㎜に速刺速抜したあと、鍼孔を乾いた綿花で押さえる。隔日に1回治療する。

【文献】

上臀皮神経痛30例を火鍼治療する。患側の阿是穴（腸骨稜中点の下2横指にある圧痛点）、腎兪、気海兪、秩辺、承扶、殷門、委中を取り、中火鍼を白く焼いて速刺する。阿是穴の索状物には1.5～2㎝の深さに3～5度、他の穴位は1㎝の深さに2～3度ずつ刺入し、隔日1回、週3で治療する。4週間治療した結果は、治癒22例、好転8例で、有効率100％だった（李暁清ら『中国針灸』2005年第11期767ページ）。

【カルテ】

某、男性、34歳、作業員。2006年11月9日初診。

左腰臀部が痛くなって10日、大腿外側まで引きつり、立ち上がったり歩いたりできず、可動制限がある。呼市の某病院で上臀皮神経痛と診断され、鍼灸や按摩を受けたが効果ないのでやってきた。苦悶の表情を浮かべており、検査すると左腸骨稜の中点直下に3×4㎝の圧痛があって、索状硬結が触れる。ラセーグテスト陰性、淡舌、白苔、弦脈。X線では骨に異常がない。上臀皮神経痛と診断する。阿是穴、居髎、承扶を取り、中火鍼を白く焼き、12～25㎜に速刺速抜したあと、鍼孔を乾いた綿花で押さえる。火鍼した夜、痛みが大きく減った。隔日1回治療し、3回の治療で痛みが消え、自由に動くようになって治癒した。半年後の追跡調査でも再発はない。

【備考】

患部を冷やさないようにする。

❖ 棘上靱帯と棘間靱帯の損傷

【病因】
中医では腰痛である。前屈すると腰が痛む。

【治療】
取穴：局部の圧痛点（痛む棘突起の頂点と棘突起の間隙部）。
操作：腹臥位で消毒し、中火鍼を白く焼き、圧痛点へ3～4度、12～25㎜の深さに速刺速抜したあと、鍼孔を乾いた綿花で押さえる。隔日に1回治療する。

【文献】
棘上靱帯と棘間靱帯の損傷57例を火鍼治療する。術者の母指で、病変椎体の棘上靱帯と棘間靱帯から最も明確な圧痛点を1～3カ所取り、中火鍼を白く焼き、正確な手法にて圧痛点を0.5～3㎝の深さに点刺する。各圧痛点は5鍼ほど揚刺で速刺速抜し、アルコール綿で10秒間ほど按圧する。隔日1回治療した結果は、治癒54例、著効3例で、有効率100％だった。治療回数は最少が2回、最多が4回だった（姚利軍ら『中国針灸』2005年第5期306ページ）。

【備考】
1．火鍼で圧痛点を点刺すると、鍼体周囲の病変組織を壊死させるが、壊死した組織は身体にとって刺激物となり、周囲の正常組織が反応し、健康な組織細胞が再生され、病的な組織構造が再構築されるため痛みが消える。
2．治療中は腰を曲げないようにし、患部を冷やさない。キネシオを貼る。

❖ 変形性膝関節炎

【病因】
中医では痺証である。肝腎虧虚によって筋骨が栄養されなくなったり、風寒湿邪が虚に乗じて侵襲し、経絡に入って気滞血瘀となり、通じなくなって痛む。

【治療】
主穴：内外膝眼、鶴頂、梁丘、血海、足三里、陰陵泉、陽陵泉。
配穴：気滞血瘀に気海、寒湿痺阻に腰陽関、肝腎虧虚に太渓と関元を加える。

操作：穴位を消毒し、中火鍼を白く焼き、12〜25mmに速刺速抜したあと、鍼孔を乾いた綿花で押さえる。隔日に1回治療して6回を1クールとする。

【文献】

変形性膝関節炎50例に火鍼治療した。陽陵泉、足三里、内外膝眼、鶴頂、膝関、梁丘を主穴とし、気滞血瘀に気海と血海、寒湿痺阻に陰陵泉と腰陽関、肝腎虧虚に太渓と関元を配穴する。中火鍼を白く焼き、穴位に速刺速抜し、鍼孔を指で押さえる。隔日に1回治療して10回を1クールとする。50例を3クール治療し、治癒42例、著効5例、有効2例、無効1例で、有効率94％だった。比較対照群として同じ配穴で毫鍼を刺鍼し、留鍼と灸頭鍼を併用して隔日1回治療し、10回を1クールとする。50例を3クール治療し、治癒25例、著効8例、有効6例、無効11例で、有効率66％だった（曠秋和『針灸臨床雑誌』2006年第5期19ページ）。

【カルテ】

某、女性、65歳、2000年3月6日初診。

膝が痛くなって20年、悪化して1カ月。いつも疲れたり気候変化などで症状が悪化する。この1カ月は痛みがひどく、階段を上り下りするたびに激痛があり、うずくまれず、歩けない。両膝が腫れ、いろいろな病院へ行き、ブロック注射や鍼灸、理学療法、薬や漢方薬の内服などしたが好転しない。検査すると太っており、両膝がはっきり腫れ、膝蓋骨周囲や内外膝眼、膝内側面に多くの圧痛点があり、膝蓋跳動試験陰性、膝関節の屈伸が制限され、膝関節を動かすと軋轢音がする。臨床検査では、血沈、ストレプトリジンO抗体、リウマトイド因子、血中尿酸は正常だった。X線検査では両膝関節の間隙が狭いが、内側が特に目立つ。軟骨がなくなって関節面が硬化し、脛骨粗面の内外側縁、膝蓋骨の内外上側に骨増殖がある。診断は両膝の変形性膝関節炎。肝腎虧虚に、寒湿痺阻と気滞血瘀がある。3クールの火鍼治療で症状が消え、正常に動くようになった。現在の追跡調査でも再発していない（曠秋和『針灸臨床雑誌』2006年第5期19ページ）。

【備考】

1. まず膝関節を暖かくし、素足で水に入ったり、寒冷湿地に長くいたり、立ちっぱなしや歩きっぱなしを避け、それ以上に関節を損傷しないようにする。
2. 積極的に膝関節を屈伸運動させてリハビリし、膝関節の可動域を広げる。

３．肥満患者は食事制限で膝関節の負担を減らす。キネシオや足底板を使う。

❖ 膝関節水腫

【病因】
膝に水が溜まるもので、中医の鶴膝風や着痺である。慢性損傷や使いすぎ、歩きすぎ、走ったり跳んだりして捻挫したなどで、気血瘀滞となって筋骨が養われない。また高齢で肝腎虚弱となり、精血が虧虚となって筋骨が栄えない。寒湿を外感したり脾湿に内傷され、関節に湿が凝集して長いこと疏泄されず、湿が熟成されて痰となり、関節に溜まって腫れ、筋骨が濡養されないなどで発生する。

【治療】
主穴：鶴頂、膝眼、犢鼻。
配穴：血海、足三里、陽陵泉、陰陵泉。
操作：主穴は毎回必ず取り、配穴を２〜３穴加える。穴位を消毒し、中火鍼を白く焼き、12〜25㎜に速刺速抜したあと、鍼孔から溢れた液を乾いた綿花で拭き取り、抜罐する。隔日１回治療する。

【文献】
膝関節水腫50例に火鍼治療した効果。梁丘、膝眼、鶴頂、犢鼻、膝関節周囲の阿是穴を取り、細火鍼で深く速刺する方法で５〜10度ほど散刺する。刺したあとは患者を助けて膝を屈伸させ、溜まった液の排出を促す。５日に１回治療し、５回を１クールとする。結果は、１クールで治癒40例、２クールで治癒８例、好転２例で、有効率100％だった（張文元『中国針灸』2005年増刊129ページ）。

【カルテ】
某、男性、52歳、作業員。2006年８月７日初診。

右膝関節が腫れて痛み、可動制限があって２カ月。２カ月前に右膝が重く、怠くなり、膝蓋骨上縁内側が腫れて隆起し、だんだんと腫れがひどくなり、重量物を担いで長く歩けなくなり、階段の昇降やうずくまることができなくなった。検査すると、右膝関節が全体に腫れ、局部は赤くなく、軽い圧痛があり、動きが悪い。膝蓋跳動試験は陽性、淡舌、白膩苔、滑脈。右膝正面の写真では、膝関節の

骨増生。右膝関節の骨増殖と膝関節水腫と診断した。鶴頂、膝眼、犢鼻、陽陵泉、血海を取り、中火鍼を白く焼いて12〜25㎜に速刺速抜したあと、鍼孔から溢れた液を乾いた綿花で拭き取って抜罐する。2回治療すると右膝関節の腫れがほぼ消え、痛みが大きく減り、関節が自由に動くようになった。強化治療を6回やって腫れと痛みが消え、治癒した。1年の追跡調査では、再発していない。

【備考】

治療中は、できるだけ歩かないようにし、患部を動かさないようにする。

❖ 膝関節側副靱帯損傷

【病因】

中医では傷筋である。外傷によって気血が流れなくなり、経筋が瘀滞して起きたと考える。

【治療】

取穴：阿是穴、内膝眼、犢鼻、血海、鶴頂。

操作：仰臥位で消毒し、中火鍼を白く焼き、7〜12㎜に速刺速抜したあと、鍼孔を乾いた綿花で押さえる。隔日に1回治療する。

【文献】

膝関節側副靱帯損傷に対する効果を火鍼と毫鍼で比較する。火鍼で圧痛点を3〜7㎜の深さに3〜5度点刺して、毎週1回治療し、2週間を1クールとする。32例を2クール治療した結果は、治癒28例、有効4例で、有効率100％だった。対照群は関刺法を使い、28号1インチ鍼で圧痛点を7〜12㎜の深さに3〜5本直刺し、捻転瀉法して30分間留鍼する。毎日1回、毎週5回治療し、2週間治療する。36例の結果は、治癒9例、有効22例、無効5例で、有効率86％だった（張福会『中国針灸』2004年第6期393ページ）。

【カルテ】

某、女性、40歳、農業。2002年4月11日初診。

右膝関節が痛み、可動制限があって6ヵ月あまり。現地でイブプロフェンを飲み、2％リドカインとプレドニゾロンの混合液で局部ブロックしたが、痛みと可

動域に変化がなかった。検査すると、右膝関節の大腿骨内側上顆に強い圧痛があり、膝を伸ばしてベーラー徴候を検査すると、ストレスをかけた膝内側に激痛がある。右膝関節内側側副靱帯損傷と診断する。温経散寒、活血止痛を治則とする。局部の阿是穴を取り、各穴に火鍼で3度ずつ点刺し、毎週1回治療する。1回の治療で症状が顕著に減り、1週間後に再び治療すると、症状と徴候が消えた。8カ月後に膝の痛みが再発していないことを告げに来た（張福会『中国針灸』2004年第6期393ページ）。

【備考】
1. 局部を温め、痛むときは安静にし、膝を使わないようにする。
2. 火鍼治療は、高温の鍼体によって局部の病変組織を炭化させるが、火傷は長期刺激であり、自己免疫を活性化し、局部の血液やリンパを循環させ、炎症性組織を速やかに除去して、壊死した組織を修復する。それによって筋腱機能や関節活動を正常にし、局部にある索状の筋硬結を徐々に柔らかくし、縮小させて消失するので、それとともに局部の痛みも消える。実験によれば、癒着や変性した瘢痕組織へ火鍼を刺入すると、鍼体周囲の壊死した組織に白血球とマクロファージが集まり、変性した壊死組織が除去吸収され、欠損した細胞組織は周囲の正常組織によって再生され、新たな組織構造が復活することが判っている。

❖ 膝関節外傷性滑膜炎

【病因】
中医では痺証である。肝腎虚損により、風寒湿邪が虚に乗じて侵入し、関節に溜まって経絡を滞らせ、気血を凝滞させて通じなくするため発病したと考える。

【治療】
取穴：内外膝眼、鶴頂、梁丘、阿是穴。
操作：患部を上にして消毒し、中火鍼を白く焼き、12～20mmに速刺速抜したあと、鍼孔へ抜罐する。3日は鍼孔を濡らさないようにする。週に2回治療する。

【文献】

膝関節外傷性滑膜炎64例に火鍼治療した。内外膝眼、鶴頂、血海、梁丘、足三里、陽陵泉、阿是穴から毎回4～5穴選び、中火鍼を白く焼いて速刺速抜する。3日ごとに治療し、5回を1クールとする。2クール治療した結果は、治癒20例、著効16例、有効8例、無効2例で、有効率95.6％だった（田軍ら『内蒙古中医薬』2001年第1期31ページ）。

【カルテ】

某、男性、67歳、退職。2007年5月28日初診。

5カ月前、左膝をぶっつけて痛くなり、内蒙古の某病院で右膝関節外傷性滑膜炎と診断された。外傷薬やブロック注射、穿刺などの治療したが、効果が悪かったので来た。患者の右膝関節に腫痛があり、歩きづらい。検査すると、右膝関節周囲が腫れ、膝蓋靱帯両側の凹みが消え、膝関節の屈伸が制限され、特に屈曲で痛む。膝蓋跳動試験は陽性、暗淡舌、薄白苔、沈緊脈。膝関節の外傷性滑膜炎と診断した。内外膝眼、鶴頂、梁丘、阿是穴を取り、皮膚を消毒して、中火鍼を白く焼き、17mmぐらいに速刺速抜する。また梁丘と阿是穴には抜罐する。毎週2回治療し、4回の火鍼治療すると、腫脹と痛みが消え、膝が自由に動くようになって治癒した。現在の追跡調査でも再発はない。

【備考】

1．膝関節をリハビリし、患部を暖かくして冷やさないようにする。
2．膝関節外傷性滑膜炎の火鍼治療は、鍼と熱を併用するので、温通経脈、散寒除瘀の効果があり、患部の血液循環を改善して溜まった液を出し、炎症の吸収を促して腫痛を消す。

❖ ベーカー嚢胞（のうほう）

【病因】

膝窩にゼリー状の液が溜まって腫れるもので、中医では膠瘤と呼ぶ。筋脈が損傷し、局部の気血が通らず、湿が凝集して痰ができたと考える。

二．外科疾患

【治療】

取穴：局部の阿是穴（嚢胞局部）。

操作：腹臥位で消毒し、粗火鍼を白く焼き、嚢胞中心部へ1～2度、さらに周囲へ4度、揚刺で速刺速抜したあと、両手で嚢胞を押さえてゼリー状の液体を出し、そこに10分間抜罐する。罐を外したら施術部位はアルコール消毒する。毎週2回治療する。

【文献】

ベーカー嚢胞46例に火鍼治療する。粗火鍼を白く焼き、まず嚢胞中心に1本、さらに周囲へ3～4本速刺し、そのあと抜罐を10分間吸着させる。3日ごとに治療して5回を1クールとする。結果は、治癒34例、著効12例で、有効率100％だった（李媛ら『針灸臨床雑誌』1999年第12期20ページ）。

【カルテ】

某、男性、41歳、公務員。2003年4月16日初診。

左膝窩が腫れて1年半。関節の痛みを伴い、歩きにくい。内蒙古の某病院でベーカー嚢胞と診断された。左膝窩に卵大の塊があり、皮膚の色は正常。表面がツルツルし、境目が明瞭で、袋のような感じがある。皮膚との癒着はなく、押すと痛み、関節の可動域が制限される。ベーカー嚢胞と診断。阿是穴を取り、粗火鍼を焼いて、嚢胞の中心へ2度、周囲に4度ほど速刺速抜し、両手で嚢胞を押さえてゼリー状の液体を出し、そこに10分間抜罐する。罐を外すと症状や徴候が顕著に改善した。そのあと1週間以内に2回治療する。嚢胞は完全に消え、自由に関節が動くようになり、1年の追跡調査でも再発していない。

【備考】

1．ベーカー嚢胞の火鍼治療は、除腐排膿と散結消腫の作用を利用し、嚢胞の瘀血汚膿を除去する。また火鍼は高温下で瞬時に殺菌するため感染の危険がなく、火力で陽気を温壮し、心肺の宗気を補益することにより経気と衛気を刺激するので、回復を促す。また火鍼は生肌斂瘡し、新たな肉を化生、生長させるので、瘡口の癒合も促す。

2．火鍼でベーカー嚢胞を治療するときは深さを把握し、嚢壁を破らないようにする。

3．3日間は水に濡らさず、激しい運動を避け、安静にする。

❖ 静脈炎

【病因】

中医では脈痺である。湿熱が蘊結したり、外傷や感染、経脈を傷付ける、あるいは輸血や輸液などで脈絡を損傷し、瘀血が脈絡に滞留して通じなくなり、脈中の気血が流れず、営血の運行が障害されて血脈が凝結し、水津が外に溢れたため患部が腫れて痛む。

【治療】

主穴：阿是穴、内関、曲池、合谷、陰陵泉、三陰交。

配穴：上肢なら太淵、下肢には解渓を加える。

操作：穴位を消毒し、細火鍼を白く焼いて速刺速抜したあと、鍼孔を乾いた綿花で押さえる。隔日に1回治療する。

【文献】

静脈炎21例に火鍼治療する。局部治療を主に、火鍼を白く焼き、炎症を起こした静脈の両端へすばやく点刺する。結節になっていれば縁を火鍼で囲刺し、結節にも1〜3度点刺する。3日ごとに治療する。その結果は、治癒17例、好転4例で、有効率100％だった（劉盼弯『針灸臨床雑誌』1996年第10期46ページ）。

【カルテ】

某、女性、32歳。1995年6月18日初診。

半月前に胆石手術し、右肘静脈から麻酔薬を注射した。術後すぐに右肘静脈が赤く腫れて痛み、日に日に悪化する。抗生剤を服用したり筋注したが効果がない。来診時は、右腕内側の肘静脈に沿って20㎝×4㎝の暗赤色のシコリが走り、触ると硬くて痛む。温度が正常な皮膚より高く、腋下リンパ節が腫れ、体温38.5℃。臨床検査は白血球16000㎜^{3}で、急性静脈炎と診断した。患者を坐位にして右腕を机に載せ、局部を消毒して、索状硬結の両端と中間を中火鍼で深さ1㎝に3〜4度速刺し、刺鍼部位に2号抜罐を吸着させると、すぐに鍼孔から黄赤色の粘液が流れる。5分後に抜罐を取り去り、粘液を拭き取って再び5分間ほど抜罐

する。翌日の来診では、鍼したあと腫痛がかなり減り、体温も下がって、腋下リンパ節の腫れも消えたという。同じ方法で2回治療して治った（陳冰ら『中国針灸』1998年第4期231ページ）。

【備考】

早期治療が大切である。

❖ 腓腹筋痙攣

【病因】

中医では瘈証や痛痹である。寒冷刺激によって、陰寒の気が肌肉筋骨の間に宿り、気血不和となって筋脈が拘急し、発病する。

【治療】

取穴：承山、承筋。

操作：腹臥位で両足を伸ばし、穴位を消毒したあと、細火鍼を白く焼き、承山と承筋へ12～25㎜に速刺速抜し、鍼孔を乾いた綿花で押さえる。隔日に1回治療する。

【文献】

腓腹筋痙攣に火鍼治療した。火鍼を白く焼き、12～17㎜の深さに速刺速抜する。1～3日ごとに1回治療する。25例を治療した結果は、全員治癒した（王貴義ら『針灸臨床雑誌』1994年第1期46ページ）。

【カルテ】

某、男性、42歳、2006年3月6日初診。

右足が冷えたあと痛みだし、フクラハギの筋肉が硬くなって歩きづらくなった。内蒙古の某病院で腓腹筋痙攣と診断された。そこで鍼灸治療を受けに来た。右の承山と承筋を取穴し、中火鍼を白く焼いて、両穴へ12～25㎜に速刺速抜する。鍼したあと右足の痛みがなくなり、筋肉も柔らかくなった。1日置いて1回だけ安定治療して治癒した。

【備考】

患肢を暖かくして、寒冷刺激を避ける。

❖ **アキレス腱滑液包炎**

【病因】
本病は中医で跟後病と呼び、外傷や慢性損傷、感染や骨棘の刺激による「頑痺（治りにくい痛み）」に属する。

【治療】
主穴：阿是穴。
配穴：崑崙、太渓、解渓。
操作：臥位で、主穴は毎回必ず取り、配穴を1つ選ぶ。局部を消毒し、細火鍼を白く焼き、10～12mmに速刺速抜したあと、鍼孔を乾いた綿花で押さえる。隔日に1回治療する。

【文献】
アキレス腱滑液包炎の火鍼治療。病変部を按圧し、はっきりした圧痛点を1～5個探しだし、細火鍼を白く焼いて速刺速抜し、骨膜まで深く刺す。鍼したあとはポピドンヨードで鍼孔を按圧して痛みを軽減させ、カットバンを貼る。毎週1回治療する。29例を1～3回治療し、治癒24例、好転5例だった（宋少可ら『中国針灸』2002年第4期281ページ）。

【カルテ】
某、女性、56歳。1998年6月15日初診。
右踵骨痛が15年、長く歩けなくなって2年。はっきりした原因もなく発病し、痛くなったり痛みが消えたりし、この2年で徐々に悪化して長く歩けず、革靴を履けない。幾つもの病院へ行って、膏薬を貼ったり、鍼灸、局部ブロック注射、鋒鈎鍼、小鍼刀などで治療したが、効果が続かない。検査すると、右踵骨後ろに軟骨性の隆起があり、皮膚が少し赤く、局部が腫脹し、顕著な圧痛がある。X線では異常がない。アキレス腱滑液包炎と診断された。病変部を按圧すると1～5個の顕著な圧痛点がある。消毒し、細火鍼を白く焼いて速刺速抜し、骨膜まで深く刺す。鍼したあとはポピドンヨードで鍼孔を按圧して痛みを軽減させ、カットバンを貼る。1回の治療で、局部から数滴の黄色い滲出液が出た。1週間後、かなり症状が良くなったと患者が伝える。同じ方法でもう1回治療する。2年の追

跡調査では、再発はない（宋少可ら『中国針灸』2002年第4期281ページ）。

【備考】

本病の火鍼治療では病巣へ到達させ、高温により炎症性病巣を破壊して滲出液の排出を促すとともに、火鍼の強くて長時間持続する作用により、病巣の血液循環と新陳代謝を加速し、正常組織の回復と再生を早める。

❖ 足関節捻挫

【病因】

中医では傷筋と呼ばれる。足関節の筋が損傷したため気滞血瘀となり、経絡の気血が閉塞して通じなくなり、筋脈が痙攣して発病すると考えている。

【治療】

主穴：阿是穴、解渓、陽陵泉。

配穴：外側の痛みには絶骨、丘墟。内側の痛みなら三陰交、商丘。

操作：仰臥位で消毒し、中火鍼を白く焼き、7〜12mmに速刺速抜したあと鍼孔を乾いた綿花で押さえる。隔日に1回治療する。

【文献】

火鍼ドレーン法で30例の急性足関節靱帯損傷を治療した。中火鍼の尖端1〜2cmを白く焼き、外踝の前下方で最も腫れた部分へ1〜1.5cmの深さに3〜4度ほど速刺速抜する。すると血の混じった滲出液が鍼孔から流れ出るが、圧迫せず2時間ほど横になって安静にし、消毒ガーゼで鍼孔を72時間覆い、ガーゼを毎日取り替え、1週間の運動制限をする。結果は、治癒25例、好転5例で、有効率100％だった（李石良ら『上海針灸雑誌』2007年第3期26ページ）。

【カルテ】

某、男性、22歳、大学生。2003年8月15日初診。

サッカーで右足首を捻挫した。来院時は捻挫した4時間後で、右足首が痛くて歩けない。局部を検査すると、右足首の外側が腫れ、足背から足趾まで紫になり、圧痛がある。右足を外反したとき痛みがひどくなる。距骨下関節の引き出し徴候なし。右足関節の外側安定性テストは陰性。足関節のX線検査でも骨折はない。

足関節の外反に抵抗を加えても異常がない。足関節の単純な靱帯損傷と診断した。中火鍼を赤く焼き、外踝の前下方で最も腫れた部位に3～4度、1～1.5cmの深さに速刺速抜する。このとき血の混じった滲出液が鍼孔から流れるが、圧迫せずに2時間ほど安静にしている。そのあと消毒ガーゼで鍼孔を72時間包み、3日間は毎日ガーゼを3回替える。治療して2時間後、患部の腫れが顕著に退き、皮膚にシワが現れて痛みも減った。治療部位を無菌ガーゼで3日覆い、1週間の運動制限をすると足関節の痛みが消え、正常に回復した（李石良ら『上海針灸雑誌』2007年第3期26ページ）。

【備考】

足関節を捻挫したら、すぐに水か氷で患部を冷やし、動かさないようにする。

❖ 踵骨痛（しょうこつ）

【病因】

中医では足跟痛と呼ぶ。肝腎虧虚や気血の失調、筋脈が栄養されないなどの下地があり、風寒湿邪が侵襲したり、外傷、使い痛みなどが加わって、気血が阻滞して起きる。

【治療】

主穴：太渓、照海、崑崙、申脈、懸鐘、阿是穴。

配穴：下腿まで痛めば承山と陽陵泉、気虚なら脾兪と足三里、血瘀なら膈兪と太衝、肝腎不足なら肝兪と腎兪、復溜を加える。

操作：坐位か仰臥位で消毒し、中火鍼を白く焼き、穴位へ10～12mmほど速刺速抜する。隔日に1回治療する。

【文献】

踵骨痛30例に火鍼治療した。足根部から最も明瞭な圧痛点を探して治療点とし、火鍼を焼いて治療点に速刺速抜する。各治療点へ3度ずつ点刺し、カットバンを貼る。5日置きに治療して、3回を1クールとする。その結果、治癒と著効が86.7%、有効率100%だった（宮育卓ら『新中医』2008年第4期78ページ）。

【カルテ】

某、男性、67歳、退職。2006年9月11日初診。

10カ月前から右足のかかとが痛みだし、X線検査で踵骨棘と診断された。漢方薬の骨刺平片、イブプロフェンを飲んだり、漢方薬に足を浸したり、理学療法などしたが、痛みは軽くならない。この2週間は右足のかかとが痛くて足が地面に着けられず、とても歩きにくい。10日ほど鍼灸治療したが効果がなく、治療を求めてきた。太渓、照海、崑崙、申脈、懸鐘、阿是穴、承山を取穴し、中火鍼を白く焼いて上記した穴位へ10〜12mmの深さに速刺速抜する。隔日に1回治療して3回治療すると、かかとの痛みがまったく消え、1年後にも再発してない。

【備考】
1．本疾患は1回の治療で治癒するものではない。治療を継続する必要がある。
2．痛みが激しい時期は足を休める。症状が治まっても立ったり歩いたりせず、安静にする。日頃から柔らかな底敷きを靴に入れ、刺激を減らす。
3．過労、冷えや湿気を避ける。
4．火鍼のあと局部に怠い腫れぼったさや灼熱感などがあれば、局部の交感神経と副交感神経のバランスが調節され、骨内外の血管機能が正常に回復し、血液循環が改善して病理産物が運び去られ、回復を促す。

❖ 急性乳腺炎

【病因】

中医学の乳癰である。産後に乳汁が乳腺へ溜まり、乳汁が熱を帯びて発酵したり、脂っこい食物を摂って胃経に熱が溜まったり、憂いや思い、憤怒で肝気が鬱結したり、乳頭が破れて外部から火毒が乳房へ侵入するなどによって、脈絡が塞がれて乳汁が排出できず、火毒と乳が結合して癰となったと考える。

【治療】
取穴：患側の肩井、乳根、気戸、阿是穴。
操作：穴位を消毒し、細火鍼を白く焼いて速刺速抜する。隔日に1回治療する。

【文献】

110例の急性乳腺炎に火鍼治療した。火鍼を焼いて、赤く腫れた乳房の中心点へ速刺速抜し、消毒ガーゼを被せて絆創膏を貼る。1～2回の施術で、全員が治癒した（張淑芬ら『針灸学報』1990年第1期6ページ）。

【カルテ】

某、女性、24歳、無職。

出産して1カ月ほど授乳していると、左乳房が急に腫れて痛みだし、冷たくなった。左腋窩リンパが腫れ、膝を曲げると側臥位になれるが、伸ばして寝返りできない。体温38℃、左乳房の内上方に鶏卵大のシコリがあり、表面が充血し、はっきりした圧痛があって硬い。左腋窩リンパ節はソラマメ大に腫れて圧痛がある。急性乳腺炎と診断する。患側乳房の病巣へ火鍼治療すると、患者の痛みが顕著に軽くなり、ほぼ体温も平熱になった。4回治療し、シコリが完全に消えた（由福山『針灸学報』1991年第1期36ページ）。

【備考】

1．乳腺炎には、初期、化膿期、潰瘍期を問わず効果がある。化膿期に火鍼を使ってドレナージすると、すぐれた効果がある。
2．淡泊な食事にし、油物を避ける。授乳時は乳頭を清潔にし、乳汁を残さない。断乳するときは、授乳時間を徐々に減らして行く。

❖ 乳腺房増殖

【病因】

中医では乳癖である。情志の内傷により衝脈任脈が失調し、痰と瘀血が凝結して発生したと考えている。乳房には肝経と胃経が通り、足太陰脾経が腋を通っている。そこで情志がスッキリせず、肝が条達できずに気機が塞がれると、気血が逆乱する。また肝鬱で脾が抑えられると水湿が運化できず、痰湿が乳絡を塞いで腫塊となる。さらに衝脈任脈は乳汁と月経を管理し、肝腎に隷属している。そのため慢性病や多産、流産、房事不節などで肝腎を損なうと、衝脈任脈が失調し、経絡が栄養されなくなって慢性疾患になり、下では経水逆乱（生理不順）、上で

は痰凝乳絡（乳腺炎）となって乳癖になる。

【治療】

主穴：阿是穴、乳根、庫房、膻中、期門。

配穴：気滞痰凝には豊隆と手三里、気滞血瘀には膈兪を加える。

操作：局部の皮膚を消毒し、中火鍼を白く焼き、腫れ物の中心と周囲へ3～5度ほど点刺する。刺入深度は、腫塊の深さを基準とする。さらに乳根、庫房、膻中、期門も火鍼で点刺する。隔日に1回治療して、毫鍼治療も併用する。

【文献】

肝鬱痰凝型の乳癖に火鍼治療した。治療群は増殖局部と阿是穴を主穴に、足臨泣を配穴して、生理不順があれば関元を加える。中火鍼で乳房の圧痛点、増殖した索状硬結の中心と周囲へ3～5度ほど点刺し、細火鍼で足臨泣と関元を点刺する。毎日1回治療して10回を1クールとする。対照群は増殖した局部と阿是穴を主穴とし、合谷、太衝、豊隆、足臨泣を配穴して、生理不順には関元を加え、毫鍼を乳房の圧痛点、そして増殖した索状硬結の中心と周囲へ3～5本刺入し、15分留鍼する。これも毎日1回治療して10回を1クールとする。どちらも2クール治療する。結果は、治療群300例が、治癒240例、好転58例、無効2例で、有効率99.3％。対照群の300例は、治癒113例、好転165例、無効22例で、有効率92.7％だった（蔡志紅ら『中国針灸』2006年第7期499ページ）。

【カルテ】

某、女性、43歳、教師、既婚。2003年6月初診。

左乳の腫痛が1年あまり続いており、ひどくなって2週間。1年前に家庭のゴタゴタで情緒不安になり、徐々に左乳房の腫痛が始まって、生理前と生理中に悪化するようになった。1年前から情緒不安になったり生理前になると、左乳が大きくなって腫れぼったく痛み、左乳房の外側に硬結疼痛が触れる。やや月経量が少なく、紫色で血塊があり、口苦、煩躁、怒りっぽい、不眠で夢ばかり見る、尿黄、便乾などの症状を伴う。2週間前、学生に腹を立て、上記の症状が悪化し、左乳房外上方の腫痛がひどくなって、市の病院へ行った。カラードプラ超音波検査で乳腺房増殖と診断され、漢方薬の乳癖消や百消丹を飲んだが効果がない。そこで来院した。顔色が㿠白、薄黄苔、左が弦滑脈。左乳房が右より少し大きく

て突出している。潰瘍や色素沈着はなく、皮膚も発赤しておらず、ダイダイの皮状のデコボコした変化もない。乳頭も正常で、腋窩や鎖骨上窩にも腫れやしこりがない。左乳房の外上部に索状の硬い結節が散在し、触れると痛む。左乳頭にも接触痛がある。乳腺モリブデンターゲット検査によると、左の乳腺房小葉が増殖していた。乳癖と診断する。細火鍼で足臨泣と関元を刺し、粗火鍼で左乳房外上方にある索状硬結を3〜5度透刺して、硬結の中心に5分間の留鍼する。毎日1回、10日続けて刺鍼して乳腺モリブデンターゲット検査したところ、異常がなくなった。患者は治癒し、1年後の追跡調査でも再発はない（蔡志紅ら『中国針灸』2006年第7期499ページ）。

【備考】
本病は定期的に再検査し、癌に変化すれば手術する。ゆったりとした気持ちを保ち、脂肪類の摂取を控える。

❖ 乳腺線維腺腫

【病因】
中医では乳核と呼ぶ。本病は肝気鬱結が原因だが、相火内盛となって肝火が偏旺し、肝火と相火という2つの火が一緒になって液を煮詰めて痰を作り、痰濁と気血が結合してできる。

【治療】
取穴：阿是穴、膻中、膺窓。
操作：穴位を消毒し、細火鍼を白く焼き、3〜7mmに速刺速抜したあと、鍼孔を乾いた綿花で押さえる。隔日に1回治療する。

【文献】
乳腺線維腺腫68例に火鍼治療する。3〜4号の粗火鍼を焼き、シコリの中心部へ速刺する。そのあとシコリの大きさに基づいて、シコリの縁に沿わせて粗火鍼を3〜5度刺入する。シコリが小さければ浅刺、大きければ深刺して、病巣の基底部まで達するように刺す。刺したあと手で2〜3分ほど軽く揉み、消毒ガーゼを被せて絆創膏で留める。10日に1回治療して3回を1クールとする。結果は、

治癒54例、有効14例で、有効率100％だった（李造坤ら『中国針灸』2005年第3期196ページ）。

【カルテ】

某、女性、26歳、既婚。2002年3月2日初診。

左乳房にシコリができて1年あまり。さまざまな治療をしたが効果なく、シコリが徐々に大きくなる。左乳房の外上部に直径3cmほどのシコリがあり、皮膚の色に変化はなく、硬くて表面がツルツルしており、境目がはっきりしていて押すと動く。シコリと皮膚の癒着はない。赤外線スキャナで乳腺線維腺腫と診断した。シコリの周辺から中心部へ火鍼を3〜5度刺入し、刺したあと2〜3分ほど手で軽く揉み、消毒ガーゼを被せて絆創膏で留める。1回で効果があった。1クールの3回が終わると、はっきりシコリが小さくなり、2クールで消えた。1年の追跡調査では再発していない（李造坤ら『中国針灸』2005年第3期196ページ）。

【備考】

1．規則的な生活し、過労にならないようにして便通をよくする。
2．運動して体重をコントロールする。
3．果物や野菜、豆製品、キノコ類など、健康的な緑色野菜を摂る。動物性脂肪の摂取量を制限する。体内脂肪の蓄積は、内分泌系を刺激し、エストロゲンやラクトゲンを増加させ、病状を悪化させる。糖類の摂取量を減らし、油炒めや辛い刺激物、酒やタバコなどを禁止する。

三．婦人科疾患

❖子宮付属器炎

【病因】

中医学の腹痛、帯下、癥瘕である。産後の悪露が出らず、瘀血が内停して経脈が通じず、気血が流れない。あるいは湿邪が外から侵入し、蘊積して熱が発生し、湿熱が帯脈に鬱結して下焦へ注がれたなどで起きる。

【治療】

主穴：関元、中極、水道、帰来、三陰交、次髎。

配穴：肝鬱には太衝、肝兪、期門。腎虚には腎兪、太渓、水泉。脾胃虚虚には足三里を加える。

操作：仰臥位で穴位を消毒し、中火鍼を白く焼いて7～12mmに速刺速抜したあと、鍼孔を乾いた綿花で押さえる。隔日に1回治療する。

【文献】

慢性子宮付属器炎に火鍼の辨証治療した。関元、中極、水道、帰来、三陰交、次髎を主穴にし、腎虚寒凝には腎兪の鍼と関元の灸、湿熱瘀阻には陰陵泉と蠡溝の鍼、肝鬱気滞には肝兪と太衝、脾胃虚弱には脾兪と足三里の鍼を加える。治療は中火鍼を白く焼き、穴位に点刺して速抜する。隔日1回治療して7回を1クールとする。90例を3クール治療して、治癒63例、著効17例、好転8例、無効2例で、有効率97.8％。対照群には婦科千金片を3錠ずつ、毎日3回飲んで2週間を1クールとする。結果は90例のうち、治癒34例、著効22例、好転24例、無効10例で、有効率88.9％だった（李和ら『中国針灸』2005年第5期295ページ）。

【カルテ】

某、女性、30歳、2000年4月1日初診。

下腹が重く痛むようになって5カ月あまり。右が重くて、温めると心地よい。帯下の量が多くて白い。月経の後期は、腰が怠くて力が入らない。婦人科検査では、外陰部の発育は正常、腟も通じており、子宮頚部が少し肥厚している。子宮体部は正常な大きさで、圧痛があり、押しても動かない。両側の付属器には索状硬結があり、圧痛があって右側がひどい。淡舌、白苔、沈脈。診断は慢性付属器炎。中医診断は腹痛と癥瘕。辨証は、腎陽不足と寒凝気滞。関元、中極、水道、帰来、三陰交、次髎、腎兪を火鍼で点刺し、関元には棒灸を加える。治療が終わると腹痛が軽減し、1クールの治療ではっきり症状が好転して、5回続けて治療すると症状と徴候が消えた。8カ月後の追跡調査でも再発はない（李和ら『中国針灸』2005年第5期295ページ）。

【備考】

1．炎症部位に直接火鍼をしてはならない。

2．衛生に注意し、外陰部を清潔にする。特に生理中や妊娠中、産褥期の衛生に気を付ける。

❖ 子宮筋腫

【病因】

中医の癥瘕である。本病は胞宮（子宮）へ寒邪が侵襲し、気血が冷えによって凝結した。あるいは月経期や産後に胞脈（子宮の血管）が空虚となり、そのときに房事不節だった。あるいは内傷七情により気血が瘀滞したなどで瘀血が溜まり、胞宮に瘀血が蓄積して発症する。

【治療】

主穴：中極、関元、両側の子宮穴、三陰交。

配穴：気滞には血海、肝鬱には太衝、痰濁には豊隆、気血両虚には足三里を加える。

操作：穴位を消毒し、中火鍼を白く焼き、穴位へ10～12mmの深さに速刺速抜したあと、鍼孔を乾いた綿花で押さえる。隔日に1回治療して10回を1クールとする。

【文献】

50例の子宮筋腫に火鍼治療した。中極、関元、水道、帰来、痞根を主穴とし、気滞血瘀には曲池、合谷、照海。気虚血瘀なら曲池、照海、足三里、腎兪。痰瘀互結には曲池、合谷、足三里を配穴する。火鍼で穴位を速刺速抜する。配穴は腎兪に火鍼するが、ほかの穴位は毫鍼で施術し、腹部穴は箱灸（棒灸フード）で15分温める。毎週3回治療して12回を1クールとする。3クール治療した結果は、治癒7例、著効18例、好転17例、無効8例で、有効率84％だった（盛麗ら『中国針灸』1998年第3期172ページ）。

【カルテ】

某、女性、30歳、エネルギー省の公務員。1991年6月3日初診。

生理不順が3年続いている。現病歴は、生理不順が3年続き、1990年にエコー検査して左側卵巣膿瘍と診断された。1991年5月27日に3.2×2.9cmの子宮筋腫が

見つかり、6月の再検査では3.4×3.4cmになっていた。経血が少なく、白苔、弦細脈。衝任不調、気滞血瘀と診断する。気海、関元、水道、帰来を取って火鍼で点刺し、痞根へ毎回15分の棒灸する。毎週3回治療すると、1カ月後には気分が良くなり、経血量も正常になっていった。8月6日、市の婦人科病院の検査で、子宮筋腫が完全に消え、治癒したことが分かった（王京喜ら『中国針灸』1994年増刊号349ページ）。

【備考】
1．ゆったりした心を保つ。
2．淡泊で栄養のある食事にし、油物や甘い食品、刺激物を摂らないようにする。

❖ 生理痛

【病因】
中医では痛経や経行腹痛と呼ぶ。生理痛は、衝脈任脈や胞宮の周期変化と深い関係があるが、肝や腎とも関連する。月経前後に衝脈任脈の気血が不和になると、脈絡が阻まれて胞宮の気血運行が悪くなり、「不通則痛」となる。また胞宮が濡養されなければ「不栄則痛」となる。そのほか情志の不調、肝気鬱結でも血行が障害される。寒湿の邪が胞宮に宿ると、気血運行が悪くなる。気血が虚弱だったり、肝腎不足でも胞脈が通じなくなり、胞宮が栄養されないので生理痛となる。

【治療】
主穴：三陰交、関元、中極。
配穴：寒湿凝滞には地機と陰陵泉、気滞血瘀には太衝、気血虚弱には中脘と足三里、肝腎虧損には腎兪と太渓を配穴する。
操作：穴位を消毒し、中火鍼を白く焼き、12～25mmに速刺速抜する。毎日1回治療する。

【文献】
97例の生理痛に火鍼治療する。関元、三陰交、次髎を主穴とし、気滞血瘀には太衝、寒湿凝滞には地機、気血虚弱には足三里を配穴する。白く焼いた中火鍼で、穴位を3mmの深さに速刺速抜する。月経周期の7日前から治療を始め、最多

で5回続けて刺鍼する。もし生理痛が治らなければ、翌月も続けて5回治療する。結果は、治癒74例、著効16例、有効7例で、有効率100％だった。火鍼の最少治療回数は2回、最多で10回、平均6回だった（鄭学良ら『上海針灸雑誌』1995年第5期239ページ）。

【カルテ】

某、女性、26歳、既婚、公務員。1999年4月12日初診。

生理中に冷やしたため生理痛となって3年。漢方薬や薬物治療したが効果なし。今日は下腹が痛くて仕事に行けないが、まだ生理は3日続く。以前は経血量が少なくて黒っぽく、血塊があり、冷えると悪化して、温めると和らぐ。腰が痛くて力が入らず、元気がない。下腹を圧すると激しく痛み、淡舌、薄白苔、沈緊脈。胞宮に寒湿が凝滞し、血行が悪くなって起きている。温経散寒の治療する。三陰交、関元、中極、承山、地機を取り、中火鍼を白く焼いて15㎜前後に速刺速抜する。治療すると直ちに腹痛が和らいだ。翌日にも火鍼で1回治療すると、生理時の腹痛が起きなくなった。次の生理前と生理中には、生理痛が起きなかった。

【備考】

1．火鍼の生理痛治療では治療するタイミングが重要である。一般に生理の始まる3〜5日前から治療を始め、毎日1回火鍼して、生理が終わるまで治療する。
2．生理中は衛生に注意し、きつい肉体労働や激しい運動を避け、冷やさず、水浴びや水泳をせず、生ものや冷たい食品、酸っぱいとか渋い食品を避ける。生理痛の原因は多いので、必要があれば婦人科で検査し、はっきり診断してから治療する。

❖ 機能性子宮出血

【病因】

中医の崩漏である。衝脈任脈が不調になり、経血を制御できなくなって血が溢れる。脾の統血や熱による動血が関係する。

【治療】

主穴：関元、両側の三陰交、隠白、大敦。

配穴：血熱や湿熱には血海と水泉。気滞血瘀には太衝と合谷、気衝、地機。脾腎気虚には百会、気海、足三里。腎陰虚には太渓と復留を加える。

操作：穴位を消毒し、細火鍼を白く焼いて速刺速抜したあと、鍼孔を乾いた綿花で押さえる。隔日に1回治療する。

【文献】

井穴へ火鍼して36例の機能性子宮出血を治療する。隠白と大敦を主穴とし、関元と気海を配穴する。火鍼を白く焼いて隠白と大敦に速刺速抜し、関元と気海へ毫鍼を刺鍼し、パルス器で連続波を流して遠赤外線を照射し、30分留鍼する。3日に1度火鍼、毎日1回毫鍼する。36例治療して35例が治癒、1例が無効だった。そのうち1回で治ったのが6例、2回が21例、3回が8例だった（宋悦玲『中国針灸』2005年増刊130ページ）。

【備考】

閉経後の女性が出血を繰り返すならば、婦人科で検査して癌などを排除する。出血期はベッドで絶対安静にする。病後は気血を調え、過労を避け、セックスを慎み、生ものや冷たい食品を避けて栄養を摂る。

❖ 外陰白斑症

【病因】

陰痒である。肝腎虧損により、衝脈任脈の気が虚し、陰部が栄養されないうえ、湿熱の浸淫が加わって起きる。

【治療】

取穴：阿是穴（白斑局部）。

操作：外陰部の皮膚を消毒し、細火鍼を白く焼いて3～7mmの深さに速刺速抜する。患部に沿って外側から内へ向け、1cm間隔で点刺する。白斑が大きければ、何回かに分けて点刺する。毎週2回治療する。

【文献】

外陰白斑症49例に刺鍼と火鍼で治療した。治療群は、最初に蠡溝へ毫鍼で30分留鍼し、隔日1回治療して、これは5回を1クールとする。さらに粗火鍼で病

変部分を7～8度点刺し、これは5日に1回治療して4回を1クールとし、3クール観察する。結果は49例中、治癒29例、著効11例、好転8例、無効1例だった。対照群の24例はプロピオン酸テストステロンに肝油膏薬を加えたものを外用し、20日を1クールとして、3クール観察した結果、治癒1例、著効5例、好転4例、無効14例だった（王衛紅ら『上海針灸雑誌』2001年第5期23ページ）。

【カルテ】

某、女性、48歳、作業員。

外陰白斑症となって5年。婦人科で確定診断され、紹介されてきた。大小陰唇とも白斑があり、大きさは4×7cm。白帯は水っぽくて量が多く、外陰部は軽度に萎縮し、皮膚がヒビ割れて粗くなり、非常に痒い。淡紅舌で胖、薄白苔、細滑脈。1回の火鍼治療で痒みが消えた。1クール（6回）の治療で、白斑の皮膚が正常な色に近づいた。再発防止の治療を3回続け、白斑が消えて痒みもなくなり、外陰部が正常に回復した（周以琴ら『針灸臨床雑誌』1997年第4期58ページ）。

【備考】

1．外陰白斑症の患者は、生理期間の火鍼治療を控える。
2．辛い食べ物や加熱した食物を避ける。

四．小児科疾患

❖おねしょ

【病因】

腎気不足によって下元虧虚となったものが多いが、脾肺両虚や下焦湿熱などで膀胱が制御できなくなって発生することもある。

【治療】

主穴：中極、関元、膀胱兪、三陰交。

配穴：腎気不足は腎兪、肺脾気虚には肺兪と足三里、下焦湿熱には陰陵泉を加える。

操作：穴位を消毒し、細火鍼を白く焼き、1～2mmの深さに速刺速抜したあと、鍼孔を乾いた綿花で押さえる。隔日に1回治療する。

【文献】

小児遺尿16例に火鍼治療した。関元、中極、気海、両腎兪を取り、賀氏細火鍼で点刺する。腹部の穴位は3～12mm、腎兪は12～20mm刺入し、隔日1回治療して7回を1クールとする。結果は、1クール以内で8例が治癒、2クールで6例が治癒と2例好転で、有効率100％だった（安金格『針灸臨床雑誌』2002年第12期26ページ）。

【カルテ】

某、男性、12歳、2001年3月12日初診。

幼い頃からおねしょがあり、毎晩3～4回あるが、自分で目が覚めず、疲れると特にひどくなる。検査すると、元気がなく、身体が貧弱で、顔色が悪く、白苔、細脈。先天の腎気が虚弱で、下元が固めないと診断した。関元、中極、気海、両腎兪を取り、賀氏細火鍼で速刺の点刺する。隔日1回治療して5回を終えると、夜間におねしょすることがなくなり、たまに目覚めて1回排尿するという。さらに3回治療して効果を強化し、治療を終えた。半年の追跡調査では、再発はない（安金格『針灸臨床雑誌』2002年第12期26ページ）。

【備考】

1．本疾患に火鍼治療は効果があるので、最初に選択すべき治療法である。
2．治療期間は、子供が定時に排尿する習慣をつけさせる。精神刺激を避け、子供を疲れさせないようにし、寝る前に水分を控えさせる。

❖ 小児喘息

【病因】

哮喘である。『幼科発揮・喘嗽』に「喘疾は、寒冷刺激で発作が起き、発作が延々と続いて、その状態が常となり、しばしば再発する。これは宿疾であり、取り除けない」とある。一般的に普段から痰飲があるところへ外邪を感受したり、異気と接触したり、飲食不節などが原因とされ、痰気交阻により気機の昇降が不

利となったもので、肺・脾・腎と関係する。虚実に分けるが虚実夾雑が多い。

【治療】

取穴：大椎、肺兪、膏肓、至陽。

操作：穴位を消毒し、細火鍼を白く焼いて1～2mmに速刺速抜する。そして乾いた綿花で鍼孔を押さえる。隔日に1回治療する。

【カルテ】

某、女性、13歳。

幼い頃から気管支炎で、7歳から喘息になった。アミノフィリンを筋注か点滴すれば症状が治まる。夏にひどかったが、この6年は四季を問わず起きている。夜間発作が主で、呼吸困難となる。食欲はあって、大小便とも問題無し。面黄、痩せ形、紅舌、滑数脈。先天不足、脾失健運、肺気虚弱と弁証する。扶正祛邪を治則とし、大杼、風門、肺兪を取って細火鍼で点刺する。治療した日から症状が軽くなり、隔日1回治療して10回治療すると発作が起きなくなった。

【備考】

1. 火鍼は喘息発作を抑えるのに効果的である。しかし緩解期にも治療して根治させる。2年内に発作が起きなければ完治である。
2. 再発に注意し、防寒や保温し、タバコの煙を避け、甘いものや脂っこいもの、海産物を避け、運動させる。発作が起きる季節は疲れないようにし、感情を刺激しないように注意する。
3. 発作が治まらなければ救急治療する。

❖ 流行性耳下腺炎

【病因】

痄腮である。蝦蟆瘟や頷腮瘡とも呼ばれる。足少陽経や肝経に穢濁の邪が入ったものと考えている。

【治療】

取穴：角孫、阿是穴（腫れの中央）。

操作：穴位を消毒し、細火鍼を白く焼いて角孫と阿是穴へ速刺速抜する。そし

て乾いた綿花で鍼孔を押さえる。隔日に1回治療する。

【文献】

　火鍼で108例の耳下腺炎を治療する。火鍼を白く焼き、角孫へ速刺速抜する。1回の治療で効果が悪ければ翌日にも火鍼する。高熱には大椎、外関、合谷へ毫鍼を刺入し、咳嗽や扁桃の腫れには少商と商陽を三稜鍼で点刺して5～10滴の血を出す。結果は、1回で治癒22例、2回で治癒33例、3回で治癒29例、4回で治癒15例、5回で治癒4例と好転5例、治癒率95.4％、有効率100％だった（賀彦ら『全国針灸臨床経験交流研討会論文集』中国・ハルピン1992年274ページ）。

【カルテ】

　某、男性、8歳。

　両頬が腫れて5日目。発熱と煩躁を伴う。体温38℃。耳下腺炎と診断する。両側の角孫、率谷、懸顱、天容、和髎、太陽を取る。最初に梅花鍼で穴位を叩刺し、さらに腫れた部位を点刺して少し出血させ、三頭火鍼で点刺する。1回で治った（師懐堂『中医臨床新九鍼療法』第1版・人民衛生出版社2000年505ページ）。

【備考】

1．耳下腺炎に対して火鍼は効果が高い。合併症があれば、すぐに対症治療する。
2．本疾患の急性期には隔離し、患者は安静にして流動食か半流動食を摂り、水分を補給して口腔を清潔に保つ。
3．温湿布や冷湿布すると、痛みが和らぐ。

五．皮膚科疾患

❖ 扁平疣贅(ゆうぜい)

【病因】

　中医学では偏瘊や疣瘡、疣目と呼ばれ、風熱の毒邪が肺に蘊結したり、脾虚による湿や痰で経絡が滞って肌膚に鬱積したものと考える。

【治療】

取穴：イボ局部。支正、偏歴。

操作：局部を消毒し、細火鍼を白く焼いてイボへ3～7㎜に速刺し、数秒後に抜く。こうした火鍼を焼いては刺す操作を2～3度繰り返す。あるいは三頭火鍼を使って、大きなイボなら2～3度、小さなイボなら1度刺す。毎日1回治療し、治療した日は局部に水を掛けないようにして感染を防ぐ。支正は細火鍼を白くなるまで焼き、すばやく2～3度点刺する。偏歴は火鍼を白く焼いて7～10㎜の深さに速刺速抜し、左右の穴位を交替で使う。隔日に1回治療し、6回を1クールとする。

【文献】

扁平イボ120例に火鍼治療した。①治療群は火鍼を赤く焼き、すばやく鍼尖を皮疹に速刺速抜する。大きな皮疹なら何度も刺す。施術が終わればヨードチンキで消毒し、3～4日は水に濡らさず局部を乾燥させて清潔に保ち、カサブタが落ちた後は状態によって2回目の治療する。治療した60例を半月ほど観察した結果、治癒48例、著効10例、好転2例で、有効率100％だった。②対照群60例は、漢方薬の鴉胆子（Brucea Javanica）を潰して患部に貼る。隔日1回治療して、半月観察する。結果は、治癒10例、著効12例、好転14例、無効24例で、有効率60％だった（邢偉鴬『針灸臨床雑誌』1999年第4期31ページ）。

【カルテ】

某、女性、36歳、2005年12月18日初診。

患者は2カ月前、顔面と額に米粒大の丘疹があるのを発見し、軽い痒みもあった。自治区の某病院皮膚科へ行き、扁平イボと診断され、外用薬と内服薬で治療したが好転しない。そこで治療に来た。額に米粒大の丘疹が密集しており、正常な皮膚の色で、境目が明瞭であり、頬には大きな丘疹がある。紅舌、薄黄苔、数脈。扁平イボと診断する。両側の支正を取り、細火鍼で3度点刺し、隔日1回治療する。4回の火鍼治療で、イボがすべて消えた。1年の追跡調査では、イボが再発したり、新たにできることはなかった。

【備考】

1．火鍼は本病に対し、簡単で効果的な方法である。鍼灸治療すると、患者に

よってイボの色が赤くなり、痒みがひどくなって急性発作状態となるなど、一時的に悪化することがある。これは免疫がイボを異物として認識したためで、正常な現象であり、治療を続ければよい。
2．治療期間は辛いものや海産物、生臭い食品をやめる。爪で掻いて感染を広げない。

❖ 伝染性軟疣（なんゆう）

【病因】
病因は扁平疣贅と同じ。

【治療】
取穴：阿是穴。
操作：イボを消毒し、三頭火鍼を白く焼いて、すばやくイボの中心へ速刺速抜する操作を繰り返す。上から下へと治療し、刺鍼したあとヨードチンキを塗り、1週間後に再検査する。そこで新しくイボができていたら、この操作を繰り返す。

【文献】
三頭火鍼で伝染性軟疣を治療する。三頭火鍼を赤く焼き、イボの尖端へ急速に点刺してイボを貫く。このとき白い粘液状の物質を鍼で取りだすが、それがモルスカム小体である。刺したあと2％ヨードチンキを塗っておく。5日後に再検査し、新たなイボができていたら、同じ方法で治療する。120例の結果は、1回で治癒したもの93例、2回で治癒したもの27例だった（馬旭『中国針灸』1996年第3期14ページ）。

【カルテ】
某、女性。
上背部にイボがある。三頭火鍼を赤く焼き、イボへ速刺して内容物を出す。イボが周囲から3㎜ぐらいの高さになったら終えて、カットバンを貼る。1回で治癒した。

【備考】
刺鍼部位は24時間内、水に濡らしたり、手でひっかいたりしない。

❖ 尋常性疣贅（ゆうぜい）

【病因】

中医の疣目である。風邪が肌膚を攻撃し、腠理が緻密でなくなって、気血が調和しなくなり、毒邪を感受して、気血が凝滞して集まり、イボとなった。あるいは肝虚血燥のため筋気が栄養されずに発生する。

【治療】

取穴：イボ局部。

操作：局部の皮膚を消毒し、平頭火鍼を白く焼いてイボ局部に散刺する。刺鍼回数はイボの大きさによって決めるが、一般に3～5度刺す。そのあと鍼孔を乾いた綿花で押さえる。3日に1回治療する。

【文献】

火鍼で散刺して28例の尋常性疣贅を治療した。母疣（最初にできた大きくてザラザラしたイボ）か大きなイボを取り、皮膚を消毒して平頭火鍼を赤く焼き、イボ根部へ速刺速抜する。次に火鍼を使って、イボ周囲へ大きさにより3～5度刺鍼する。毎週1回治療する。結果は28例とも治癒し、治癒率100％だった。そのうち1回で治癒23例、2回で治癒5例だった（李麗紅『針灸臨床雑誌』2000年第1期22ページ）。

【カルテ】

某、男性、24歳、軍人。1992年4月10日初診。

右手の指と手背に様々な大きさの斑点ができて痛痒く、徐々に増えている。サリチル酸軟膏や鴉胆子で治療したが、効果がない。検査すると、手指や手背部の皮膚に、少し硬くて表面がザラザラした褐色乳頭状のイボが広がっている。大きいのが2cm、小さいのは米粒大で、全部で67個ほどある。尋常性疣贅と診断した。最大のイボか母疣（最初にできた疣）を主な刺鍼点とし、三稜鍼を赤く焼き、イボの中心へ数度刺入する。4日に1回点刺して3回治療するとイボが取れ、正常な皮膚になった（文治軍ら『中国針灸』1994年増刊号326ページ）。

【備考】

1．火鍼の点刺には、活血化瘀、清熱解毒、疏散凝滞の作用があり、局部の血液

循環を促進して、垢や瘀血を取り除くことでイボを消す。火鍼の高温を使ってイボを焼き、蛋白質変性による無菌炎症反応を起こし、免疫反応を呼び覚ましてイボを攻撃させる。
2．擦ったりぶつけたりしないようにして、出血を防ぐ。

❖尖形コンジローム

【病因】
中医学では、臊疣や臊瘊と呼ぶ。不衛生なセックスや不潔なものへ間接的に接触したため、湿熱淫毒が外陰部の皮膚粘膜から侵入し、肝経に熱が鬱積して気血不和となり、湿熱の毒邪が結合して臊疣となった。

【治療】
取穴：イボの患部。
操作：仰臥位で患部を消毒し、三頭火鍼を白く焼いて、すばやく2〜3度点刺する。3日に1回治療する。

【文献】
三稜火鍼で58例の尖形コンジロームを治療する。鉗子で三稜火鍼を持ち、赤くなるまで焼いて、イボの根部へすばやく刺入する。イボの大きさによって刺鍼回数を決め、イボが白くなって壊死するまで刺入する。1カ月後の再診で結果を判定する。結果は、全員が治癒した。4カ月後の追跡調査では、全員再発がなかった（駱外生『中国民間療法』2003年11巻第4期15ページ）。

【カルテ】
某、男性、28歳、ドライバー。1993年5月16日初診。
半月前から亀頭が痒くなり、大きさが不揃いなピンクの丘疹ができ、病院で尖形コンジロームと診断された。陰茎亀頭冠と包皮小帯の両側に、大豆大から米粒大のイボが12個ある。イボ分布範囲を2％リドカインで麻酔し、三頭火鍼を白く焼いて、すばやくイボの根部へ刺入し、焼くと同時に外へ向けて跳ね上げ、イボを完全に引き抜く。そのあとイボの根部を焼いて、表面が白くなったら終える。10日後に再検査すると治癒していた。一年の追跡調査では再発していない（林

憲い軍ら『中国針灸』1996年第4期22ページ)。

【備考】
1．尖形コンジロームの火鍼治療は、祛風除湿、散結止痒、清熱瀉火、解毒の効果がある。
2．患部を清潔にして乾燥させ、治療中は性生活を禁じる。

❖ 帯状疱疹

【病因】
帯状疱疹は中医学で、纏腰火丹、蜘蛛瘡、蛇串瘡などと呼ばれる。本病は、風火の邪が少陽と厥陰の経脈に宿って皮膚に鬱積したり、湿熱が内蘊したり、外の毒邪を受けたりして、肌膚の営衛が壅滞するため発生する。

【治療】
主穴：阿是穴（皮疹部位）、丘疹分布がある脊髄分節の夾脊穴。
配穴：腰から上ならば支溝と合谷、腰から下ならば陰陵泉と太衝を加える。
操作：患部の皮膚を消毒し、中火鍼を白く焼いたら、最初に皮膚損傷の周辺部を取り囲むように1cm間隔で3〜7mmの深さに速刺速抜で一周させ、次に疱疹すべてを点刺して、乾いた綿花で液を押し出す。そのあと火罐を吸着させて10分ほど留罐する。毎日1回治療する。

【文献】
火鍼点刺と鍼灸、抜罐により369例の帯状疱疹を治療した。火鍼で点刺して疱疹の皮膚を破り、そこに3〜5分留罐する。抜罐を外したら毫鍼で疱疹群の周囲を囲刺する。さらに患側と相応する華佗夾脊穴（脊髄分節）へ刺鍼し、棒灸で水疱患部を温める。毎回30分、1日一回治療する。結果は、全員が治癒した。そのうち1回で治癒82例、2〜3回で治癒241例、5〜7回で治癒46例だった（王衛紅『中国臨床医生』2004年第6期58ページ）。

【カルテ】
某、男性、19歳、1994年7月26日初診。
11日前、左胸背部に水疱が群になって現れ、焼かれるように痛い。検査する

と肩、腕、腋下、左胸背部に水疱が密集し、透明な水疱が帯状に並び、左腋下の疱疹が多くて大きい。紅舌、黄膩苔、弦数脈。纏腰火丹と診断する。中火鍼を白く焼き、すばやく帯状疱疹へ2〜3mmの深さに速刺速抜し、帯状疱疹集団の周囲にも数度ほど散鍼する。治療後は、当日の夜間痛が激減し、疱疹がカサブタになり始めた。さらに4回治療すると治癒し、なんの後遺症も残らなかった（曹鴻斌ら『中国針灸』1996年第10期41ページ）。

【備考】
1．食事に気を配り、淡泊で消化のよいものを食べ、辛いものや脂っこい食事、濃い味付けを避ける。
2．局部を清潔にし、感染を防いで休息をとる。

❖ 円形脱毛症

【病因】
髪は血の余というが、悩みすぎると脾胃が虚弱になり、気血の生化が不足する。またセックスしすぎれば肝腎の精血を虧損する。肺気不足では宣発できず、水穀の精や水液が散布できない。情志が遂げられねば、鬱積した怒りが肝を傷め、気機がスムーズに流れなくなって気滞血瘀となり、瘀血が留まるため新血が入らず、頭皮の毛髪が濡養されずに塊となって抜ける。

【治療】
主穴：脱毛範囲を阿是穴とする。
配穴：大椎、肝兪、腎兪。
操作：穴位を消毒し、三頭火鍼を白く焼いて、脱毛部分へ3〜7mmの深さに速刺速抜で散刺する。そのあと細火鍼を白く焼き、大椎、肝兪、腎兪へ3〜7mmの深さに速刺速抜で点刺し、鍼孔を乾いた綿花で押さえる。両側とも取穴し、隔日に1回治療して6回を1クールとする。

【文献】
温通法で円形脱毛症122例を治療した。脱毛部分の阿是穴、腎兪、肝兪を取り、三頭火鍼を白く焼いて、脱毛部分へ5mmの深さに速刺速抜で散刺する。さらに腎

兪と肝兪は細火鍼を白く焼いて、やはり速刺速抜する。隔日1回治療した結果は、治癒88例、著効26例、有効7例、無効1例だった（楊生華『針灸臨床雑誌』1997年第12期31ページ）。

【カルテ】

某、男性、35歳、既婚、公務員。

患者は職場が変わってから仕事が順調に行かず、思い悩んで情緒不安定になり、眠れなくなった。そのあと大量に脱毛し、多くのハゲとなり、それが徐々に広がって、大きいものは6×6㎝、小さいもので2×2㎝もある。右側の眉や髭も部分的に抜け、2カ月ほど薬物治療したが、効果がなかった。そこで治療に来た。三頭火鍼でハゲた部分に散刺し、細火鍼で肝兪と腎兪を点刺する。7回治療して3日休むとハゲた部分に太い黒髪が生え始め、治療を止めて1週間後に眉とヒゲが生え始めた。1カ月後には髪がすべて生えそろい、再発することがなかった（楊生華『針灸臨床雑誌』1997年第12期31ページ）。

【備考】

本疾患は、精神的要因と内分泌疾患が関係しているので、治療するときはリラックスして精神不安を取り除き、充分に休息させて、信頼を得る。

❖ 湿疹（アトピー性皮膚炎・滲出型）

【病因】

湿疹は湿瘡とも呼ばれ、中医学の癬瘡になる。だが症状や病変部位によって名称が異なる。例えば全身に広がり、浸出液が多ければ浸淫瘡、赤い鳥肌が立ち、痒くて出血するものを血風瘡、顔に出るものを面遊風、耳にできるものを旋耳風、乳頭にできるものを乳頭風、臍にできるものを臍瘡、肘窩や膝窩にできるものを四弯風、手掌にできるものを鵞掌風、脛にできるものを湿毒瘡、肛門にできるものを肛圏癬、陰嚢にできるものを綉球風や腎嚢風と呼ぶ。中医学では稟賦不足により、風湿熱邪が肌膚に宿って発生したと考える。病変が脾にあり、湿邪が主な病因である。また風と命名されているので風邪が関与しているが、それには血を養って風を追い出すとされている。

【治療】

主穴：皮膚損傷部、曲池、足三里、三陰交、陰陵泉。

配穴：湿熱浸淫には風池と水道、脾虚湿盛には脾兪と胃兪、血虚風燥には膈兪と血海、発熱には合谷と外関、霊台、心煩して痒みがひどければ神門と郄門、便秘には天枢と大巨、耳の後ろに湿疹があれば完骨と中渚、陰嚢にあれば曲骨と蠡溝を加える。

操作：毎回、主穴から3〜4穴を取り、随証配穴を加える。穴位の皮膚を消毒し、中火鍼を白く焼いて3〜15mmの深さに速刺速抜したあと、鍼孔を乾いた綿花で押さえる。隔日に1回治療する。

【文献】

四肢の湿疹58例に火鍼で半刺する。三頭火鍼を白く焼いて、患側に半刺し、刺鍼が終わったら、乾いた綿花に苦参チンキ（苦参210g、黄柏20g、白蘚70g、地膚子80g、白芨70g、樟脳110g、冰片5g、75％アルコール500mℓ。前の五味を粉末にして75％アルコール500mℓに浸し、栓をして毎日数回揺らす。7日後に濾過し、その液に樟脳と冰片を溶かして苦参チンキを作る）を染み込ませて塗る。3日に1回治療した。結果は、治癒39例、好転16例、無効3例、有効率94.83％、平均治癒回数11回だった（呉乃桐『中国針灸』1994年増刊325ページ）。

【カルテ】

某、男性、24歳、公務員。1981年9月8日初診。

両足の脛に丘疹ができ、爛れて脱屑し、痒い状態が3年続いている。この1年は症状が悪化し、面積も広がって皮膚も厚くなり、苔癬状になっている。ミコナゾール、フルオシノロンアセトニドなどの抗生剤を使ってみると、塗ったときだけ治まるが、止めると悪化し、長びいて治らない。検査すると、患者の元気がなく、両脛正中部の皮膚が肥厚してザラザラし、苔癬状になっており、脱屑や引っ掻き傷、カサブタがある。皮膚損傷は左右対称で2.6×3.2cm、境目がはっきりしている。淡紅舌、少苔、弦細脈。診断は湿疹（血虚風燥）。三頭火鍼を白く焼いて患部に半刺し、乾いた綿花に自作した苦参チンキを浸けて塗る。3日に1回治療し、9回治療すると治癒した（呉乃桐『中国針灸』1994年増刊325ページ）。

【備考】
1．火鍼は免疫を高め、症状を緩解させるが、根治は難しい。
2．患部を掻きむしらないようにし、熱い湯や石鹸で洗ってはならない。
3．外界刺激を避け、アレルゲンに接しない。ナイロンや化繊、毛の肌着や靴下を着けない。魚やエビ、濃い茶、コーヒー、酒などを避ける。
4．ゆったりした感情を持ち、精神的緊張を避け、あまり疲れないようにする。

❖ 神経皮膚炎（アトピー性皮膚炎・乾燥型）

【病因】
中医学では牛皮癬や頑癬である。情志が遂げられず、肝気鬱結し、鬱して火と化し、長びいて血を消耗し、陰が傷ついて血虚により燥と化して風が生じ、肌膚が濡養されないため発病する。また風湿が外襲し、肌膚に溜まっても発病する。

【治療】
主穴：阿是穴（皮膚炎症部位）、肺兪、膈兪、風市。

配穴：血虚風燥は脾兪と血海、陰虚血燥は太渓と血海、肝鬱化火は行間と侠渓、風熱蘊阻は合谷と外関を加える。

操作：阿是穴は消毒し、中火鍼を白く焼き、3〜7mmの深さに3〜4度速刺速抜する。その他の穴位は10〜17mmに速刺速抜する。隔日に1回治療して10回を1クールとする。

【文献】
火鍼と刺絡抜罐を併用して、神経皮膚炎に対する治療効果を観察する。①治療群は火鍼を赤く焼いて、すばやく皮膚損傷部位へ1〜2mmの深さに点刺し、さらに火罐法で3〜4度ほど閃罐して5〜10分留罐する。4日に1回治療し、3回を1クールとする。②対照群はハロメタゾンクリームを毎日2度塗り、12日を1クールとする。2つの群を2クール治療して比較する。治療群54例は、治癒28例、著効15例、有効9例、無効2例で、有効率96.3％。対照群42例は、治癒12例、著効10例、有効12例、無効8例で、有効率81.0％だった（張顔ら『中国針灸』2007年第4期252ページ）。

【カルテ】

某、女性、58歳、公務員。2005年11月20日初診。

頸の両側が痒くなって半年あまり。この1カ月はひどくなり、痒くてたまらず、特に夜がひどい。薬物治療しても効果がない。検査すると、頸部の両側に大きさが4×3cmと3×5cmの損傷部がある。引っ掻き傷があり、皮膚が乾燥して触ると硬い。紅舌、薄白苔、濡細脈。神経皮膚炎と診断する。阿是穴、肺兪、膈兪、風市、脾兪、血海、太渓を取って中火鍼を白く焼き、阿是穴から10mmの深さに点刺し、そのあと他の穴位へも点刺する。6回治療すると痒みがはっきり軽くなり、皮膚損傷部分も日毎に小さくなって、10回の治療で消失し、自覚症状も消えた。1年の追跡調査でも再発していない。

【備考】

1．精神を安定させ、掻いたりせず、熱い湯で洗ったり、刺激性の薬物を塗ったりしない。
2．野菜や果物を摂り、辛い物や海産物を避け、酒やタバコをやらない。
3．火鍼は温通経絡、行気活血により、気血を旺盛にして病巣周囲の栄養状態を改善し、皮膚損傷部位に溜まった気血を循環させて組織細胞の再生を促す。
4．火鍼治療では、損傷した皮膚が赤くなったり、痛くなったり、痒くなったりするが、1週間のうちに自然に消える。

❖ ジンマシン

【病因】

風疹塊や風団疙瘩と呼ばれ、内因は稟賦不足、外因が風邪である。急性ジンマシンは衛表が固めず、風寒や風熱の邪を感受して、それが肌膚に宿って営衛不和となったり、飲食不節のため腸胃に湿熱が溜まり、それが皮膚腠理に鬱積して発生する。慢性ジンマシンは情志が遂げられず、肝鬱となってスッキリせず、鬱が長びいて火と化したため陰血を消耗したり、脾気虚弱で湿熱が蓄積したり、衝脈任脈の失調で経血が多すぎたり、久病で気血を消耗したなどによって営血不足となり、風が生じて燥となり、肌膚が栄養されなくて発生したと考える。

【治療】

主穴：曲池、合谷、血海、三陰交、膈兪。

配穴：風熱犯表は大椎と風門。風寒束表は風門と肺兪。血虚風燥は風門と脾兪、足三里。腸胃実熱は内関と支溝、足三里。喉頭腫痒や呼吸困難は天突、天容、列欠、照海。月経期に風疹があって生理不順を伴えば関元と肝兪、腎兪を加える。

操作：穴位を消毒し、細火鍼を白く焼いて穴位へ7～25mmに速刺速抜したあと、鍼孔を乾いた綿花で押さえる。四肢は20～25mm、背腰腹部と他の穴位は7～10mm刺入する。隔日に1回治療する。

【カルテ】

某、女性、14歳。

しょっちゅう丘疹ができ、異常な痒みが起こるようになって十数年。病院でジンマシンと診断され、グルコン酸カルシウムを静脈注射したり、クロルフェニラミンを内服するなどしたが一時的効果しかなく、数日すると再発する。症状が徐々に悪化し、日毎に痒みが増す。400剤以上の漢方薬を飲んだが治癒しなかった。1986年10月、ジンマシンが再発して異常に痒いため、来院した。中脘、天枢、関元、曲池、足三里、肺兪へ毎週2回の火鍼治療すると、3週間後に治癒した。さらに1回治療して治療効果を固め、2年後に追跡調査したが再発はない（胡熙明『針灸臨証指南』第1版・人民衛生出版社1991年578ページ）。

【備考】

1. 火鍼は1～4回の治療により、丘疹が消えて痒みが止まる。
2. 慢性のジンマシンは原因を調べ、慢性感染巣や腸の寄生虫、内分泌異常の治療をする。もし胸悶や呼吸困難などが起きたら総合治療する。
3. 治療中はアレルゲンや薬物との接触を避ける。魚や甲殻類、酒、コーヒー、葱や韮などの辛い刺激物を避け、便通を保つ。

❖ 乾癬

【病因】

乾癬を中医学では白疕や松皮癬と呼ぶが、一般に牛皮癬と呼ばれている。皮膚

病は営血虧損が原因で、血熱が内蘊し、燥と化して風が生じ、皮膚が栄養されなくなって風団（皮膚異常の部分）ができたものと考えられている。身体に熱が蘊積し、風寒や風熱を外感して肌膚に滞り、蘊結して散らない。また蘊熱が偏盛したり、イライラして怒りっぽいために心火が内生したり、外邪が裏へ入って熱と化したり、脂っこいものや辛いものを食べ過ぎて脾を傷めたなどで熱と化し、肌膚に蘊積して血熱となって風が生じる。あるいは虚弱体質で気血が不足したり、久病で営を傷めたりして風が生じて燥と化したり、久病で気血運行が悪くなり、経脈が阻滞して気血が滞るなど、肌膚が栄養されなくて発症する。

【治療】

主穴：阿是穴（病変患部）、大椎、曲池、肺兪。

配穴：上肢は合谷、下肢は血海と三陰交、頭面部は風池、背部は膈兪、腰部は腎兪、臀部は次髎、大腿部は風市、痒くてたまらなければ神門を加える。

操作：穴位を消毒し、細火鍼を白く焼き、患部に速刺速抜したあと、鍼孔を乾いた綿花で押さえる。そのあと皮膚鍼で阿是穴を軽く叩刺して少し出血させ、5分間ほど抜罐する。隔日に1回治療する。

【カルテ】

某、女性、23歳、職員。2006年4月10日初診。

3年前に乾癬となり、漢方薬や外用薬で治癒した。2カ月前、魚やエビを食べ、酒を飲んだあと全身が痒くなり、顆粒状の紅斑が多数現れ、白い鱗屑に覆われて、融合して塊になる。診察時には体幹や四肢に点状や混合状の紅斑が散在し、浸潤して肥厚し、銀白色の鱗屑で覆われ、鱗屑を剥がすとテカテカした薄膜があり、薄膜を剥がすと点状出血する。口渇咽乾、便秘、紅舌、黄苔、弦数脈。尋常性乾癬（進行期）、中医辨証は血熱風燥型。大椎、肺兪、曲池、腎兪、膈兪、次髎、合谷、血海、風市、神門を取り、細火鍼を白く焼いて穴位に速刺速抜し、鍼孔を乾いた綿花で押さえる。そのあと皮膚鍼で阿是穴を軽く叩刺して少し出血させ、5分間ほど抜罐する。隔日に1回治療する。15回の治療で新たな皮疹ができなくなり、皮膚の痒みも軽くなって、ほとんどの皮疹も消え、四肢の遠端に少数の皮疹が残るのみとなった。さらに22回治療すると皮膚損傷部分がすべて消え、不快感もなくなり、正常になって治癒した。2年の追跡調査でも再発はない。

【備考】

健康な食生活にし、魚やエビなどを禁じ、飲酒しない。そして運動し、ゆったりした気持ちを保つ。

❖ 皮膚掻痒症

【病因】

中医学の風痒、痒風、風瘙痒、血風瘡である。肝腎陰虚、血虚風燥、肌膚失養、風湿が肌膚に蘊積して宣発疏泄ができないなどによって発生する。

【治療】

主穴：曲池、血海、風市、膈兪。

配穴：脾虚衛弱は脾兪と肺兪。肝腎虧損は肝兪と腎兪、太渓。気血両燔は大椎と外関、合谷を加える。

操作：局部の穴位を消毒し、中火鍼を白く焼いて7〜15mmに速刺速抜する。隔日に1回治療する。

【文献】

皮膚掻痒症100例を火鍼治療する。肺兪、膈兪、風市、築賓を主穴にし、上肢がひどければ曲池、下肢がひどければ血海を加える。火鍼で点刺し、刺鍼した部位は掻いたりせず、3日内は入浴を禁じる。3日に1回治療し、6回を1クールとする。結果は、治癒62例、著効25例、好転11例、無効2例で、有効率98%だった（鄭学良ら『中国針灸』1991年第6期56ページ）。

【カルテ】

某、男性、65歳。

全身が皮膚掻痒になって2年、特に上肢がひどく、秋冬に悪化し、春夏は軽い。上肢に引っ掻き傷があり、近頃は痒みが耐え難く、イライラして睡眠に影響する。淡舌、薄白苔、弦数脈。三頭火鍼で局部を点刺し、10回治療すると症状がほぼ消えた（岳進ら『中医外治雑誌』2008年第1期52ページ）。

【備考】

1．この疾患は、湿疹、皮疹、ジンマシン、疥癬、脂漏性湿疹との鑑別が必要で

ある。
2．掻いて皮膚を破ると炎症が広がるので、小児鍼のローラー鍼などを使って掻く。
3．石鹸や熱い湯を使って入浴しない。
4．下着は、柔らかい綿製品や絹にし、化繊や毛を避ける。
5．辛い刺激性の食品や、濃い茶を避け、魚やエビなどを少なめ、野菜や果物を摂り、酒やタバコを止める。

❖尋常性白斑（白なまず）

【病因】

尋常性白斑を中医学では、白癜風や白駁風と呼ぶ。気血の失調により、脈絡が瘀阻となったものであるが、情志の内傷により肝気が鬱結し、気機が流れず、さらに風邪を感受して肌膚に鬱積した。あるいは肝腎虚弱や亡精失血のところに外邪が侵入し、肌膚に鬱結した。また打撲損傷で脈絡瘀阻となり、毛竅が閉塞して肌膚が栄養されないなどで白斑となる。白なまずのことである。

【治療】

主穴：阿是穴（皮膚損傷部分）。
配穴：曲池、合谷、血海、三陰交。
操作：皮膚の損傷部を消毒し、細火鍼か中火鍼を白く焼き、5〜17mmの深さに阿是穴を速刺速抜し、そのあと他の穴位へ刺入する。隔日1回治療する。

【文献】

火鍼で点刺し、80例の尋常性白斑を治療した。患部と周辺の皮膚を消毒し、2％リドカインで浸潤麻酔する。そのあと火鍼を赤く焼き、効果がある程度に熱したら患部を均一に点刺し、2本目の火鍼を熱して準備する。1本目の火鍼が冷めたら、すぐに2本目の火鍼に取り替えて点刺を続ける。5〜7日ごとに治療し、10回を1クールとする。3クール治療した結果は、治癒58例、有効22例で、有効率100％だった（修猛剛ら『中国針灸』2005年第4期251ページ）。

【カルテ】

某、女性、43歳、公務員。2007年8月6日初診。

額の右側に白斑ができて2年。白斑が徐々に広がるが、痛くも痒くもない。某病院の皮膚科で尋常性白斑と診断され、薬を塗ったが効果がない。検査すると前頭部右側に2つの白斑があり、小さいので1×2cm、大きいのは1.5×2cmである。鱗屑はなく、周辺の色は濃い。淡舌、白膩苔、滑脈。阿是穴、合谷、血海を取り、細火鍼を白く焼いて、阿是穴を3〜4度点刺する。そのあと中火鍼を焼き、両側の合谷と血海へ15mmの深さに刺入する。隔日1回治療し、8回治療すると額の白斑が小さくなり、さらに20回治療して白斑が消え、皮膚が正常な色になった。半年の追跡調査では、効果が安定している。

【備考】

1．初期の尋常性白斑は病変部が少なく、火鍼で効果があるが、治療を続けなければならない。長びいて病変部が多ければ、外用薬や内服薬を併用する。
2．火鍼は熱で刺激し、皮膚神経を調節して、皮膚損傷部分の血液循環を促し、メラミン細胞の形成を助ける。また免疫機能を調節してメラミン細胞の破壊を防ぎ、皮膚損傷部の縮小と代謝の更新を助け、正常な皮膚へと導く。

❖ そばかす

【病因】

そばかすは、風邪が表面に凝集し、火が孫絡の血分に鬱積して、経に沿って上がり、顔面を犯して発生する。

【治療】

取穴：阿是穴（そばかす部分）

操作：患者を仰臥位にし、患部の皮膚を消毒して平頭火鍼を白く焼き、そばかすにすばやく接触させる。鍼したあと24時間は濡らさない。そばかすが多ければ3〜4日ごとに治療する。そばかすの数や面積により、2〜3回治療する。

【文献】

美容の火鍼治療。そばかすの中心に赤く焼いた平頭火鍼を接触させる。そばか

すが多ければ3回に分けて治療する。20例のそばかすを治療した結果は、1回の治療で治癒18例、有効2例だった（盛生寛『中国針灸』1997年第4期232ページ）。

【カルテ】

某、女性、19歳、学生。1995年4月20日初診。

幼い頃から顔にそばかすがあり、年齢とともに大きくなって数も増えた。特に鼻とその周囲に多く、小豆大のそばかすもある。いろいろな薬物を飲んだり塗ったりしたが、効果がなかった。火鍼を使って、そばかすの最も目立つ部分を毎回20度ほど、3回に分けて治療する。かさぶたになって、新たな皮膚ができた。10カ月の追跡調査では再発してない（盛生寛『中国針灸』1997年第4期232ページ）。

【備考】

1．火鍼治療では消毒し、正確に軽く治療する。何回かに分けて治療し、一回で大きな面積を治療できない。鍼したあとは清潔にし、感染させない。
2．治療中は、直射日光を避ける。そうでないと効果が悪い。
3．火鍼の点刺は、活血化瘀、温経散寒、清熱解毒、疏散凝滞の作用がある。火鍼すると、局部の血液循環を促し、溜まった老廃物を除去して、そばかすを消すことができる。

❖ 汗疱状湿疹

【病因】

手掌や足底にできる水疱である。中医の田螺疱である。さまざまな原因で体内に湿が溜まり、脾が健運しないため発生する。

【治療】

取穴：阿是穴（病変部）

操作：病変部を消毒し、細火鍼を白く焼き、皮を破る程度に水疱を点刺し、乾いた消毒綿花で滲出液を吸い尽くす。1〜2回で治癒する。

【文献】

火鍼で点刺して30例の汗疱状湿疹を治療する。細火鍼を白く焼き、各水疱を皮膚が破れる程度に点刺し、乾いた消毒綿で滲出液を拭き取り、アルコールとゲ

ンチアナバイオレットを塗り、消毒ガーゼで覆う。結果は、30例の患者が1～2回の治療で治癒した（朱国慶ら『針灸臨床雑誌』1998年第4期44ページ）。

【カルテ】

某、女性、31歳、農民。1995年6月18日初診。

両手掌に、深在性で米粒大の半球形水疱がある。水疱の液は透明で、部分的に淡黄色、少し皮膚から盛り上がっている。周辺に炎症による浸潤はなく、痒みや刺痛がある。3年続けて発病しており、いつも5～7月に水疱が出来始め、痒いような刺痛があり、続いて皮が剥け、涼しくなると自然に治まる。プレドニゾンやフルオシノロンアセトニドなどの軟膏を塗ったり、漢方薬を飲んだり、漢方薬で洗ったりしたが効果がないので治療を受けに来た。汗疱状湿疹と診断した。火鍼でそれぞれの水疱が破れるように点刺し、乾いた消毒綿花で滲出液を吸い取り、75％アルコールで拭いてゲンチアナバイオレットを塗り、最後に消毒ガーゼで覆う。1回の治療で痒みが消え、新たな水疱ができなくなった。3日後にカサブタとなって落ち、治癒した。1年の追跡調査では再発していない（朱国慶ら『針灸臨床雑誌』1998年第4期44ページ）。

【備考】

1．鍼して24時間内は入浴しない。局部が痒ければ、掻かずにローラー鍼で擦るようにして感染させない。
2．火鍼には祛風化湿、瀉熱解毒、鎮痛止痒の効果がある。火鍼で点刺して水湿の邪を駆除し、瀉熱解毒によって邪の勢いをくじき、滞りを疎通させて絡を通らせ、気血流通を促して栄養させ、局部の抵抗力を増すことで湿熱風邪の居場所をなくす。血が足りれば風が散って湿は代謝され、痛みが止まる。

❖ アテローム（粉瘤）

【病因】

脂瘤や渣瘤とも呼ぶ。生ものや冷たい食品を摂りすぎ、痰気が結合して塊となり、発生したと考える。

【治療】

取穴：阿是穴（病変部）

操作：局部の皮膚を消毒し、粗火鍼を白く焼いて、粉瘤の中央に速刺する。囊壁を破る深さに刺入して、抜鍼したら軽く圧迫し、内容物を出し尽くす。そのあとピンセットを鍼孔内へ入れ、囊壁を全部引っぱり出し、圧迫止血したあとガーゼで覆って絆創膏で留める。

【文献】

粉瘤50例に火鍼治療する。局部を消毒し、三稜火鍼を赤く焼き、粉瘤の中心へ囊壁を貫く程度に点刺し、囊胞部分を挟んで皮脂腺を絞り出す。そしてピンセットで囊壁を取りだし、傷口を圧迫して無菌ガーゼで覆う。3～5日でカサブタが落ちて治る。結果は、1回で治癒46例、無効4例で、治癒率92％だった（欒渉芬ら『中国針灸』1995年第6期19ページ）。

【カルテ】

某、男性、40歳。1995年3月4日初診。

3年前、左耳珠の前下方に腫れ物ができ、だんだん大きくなった。某医院の外科で粉瘤と診断されたが、手術後の瘢痕を怖れて鍼灸治療しにきた。来診時は、左耳珠前下方に16×12×10㎜の囊胞があり、病変部位の皮膚に赤っぽい腫れはなく、皮膚も完全で、触ると柔らかい。境目は明瞭で、押すと動き、はっきりした圧痛はない。患者を右側臥位にし、患部を消毒したあと、粗火鍼を粉瘤の中心へ5㎜の深さに速刺して囊壁を破り、両手の母指と示指で無菌ガーゼを挟み、皮脂腺を完全に絞り出す。さらに無菌ピンセットを鍼孔から入れ、膜を取りだして無菌ガーゼで傷口を覆い、絆創膏で固定する。翌日には滲出液が出なくなったので、再びガーゼを替えて8日後に治癒した。1年の追跡調査では再発していない（陳冰ら『中国針灸』1998年第4期231ページ）。

【備考】

本疾患に対する火鍼治療は、効果が確実で即効性があり、再発のおそれもない。

❖ わきが

【病因】

中医では体臭症や狐臭候、狐臭と呼ばれる。湿熱の邪が腠理の汗孔に鬱して蒸したり、遺伝によって起きると考えられている。

【治療】

取穴：阿是穴。

操作：両腕を挙げた仰臥位になり、腋窩を露出し、腋毛を剃る。局部を消毒して0.5％リドカインで麻酔し、痛覚がなくなれば細火鍼を白く焼き、腋窩中心へ向けて6～8度続けざまに囲刺する。鍼孔周囲を綿花で圧迫し、少量の血を出せばよい。だいたい1回で治癒するが、1回で治らなければ再度治療する。

【文献】

わきが57例に火鍼治療する。局部を消毒して局所麻酔し、粗火鍼を毛包とアポクリン腺へ45度角で基底部まで刺入し、上下の嚢胞群を貫いたら抜鍼する。毛包アポクリン腺へ5～10度、続けざまに囲刺で刺入したあと、綿花で鍼孔周囲を圧迫し、アポクリン腺と少量の血を絞り出し、エリスロマイシン軟膏を塗ってガーゼで覆う。57例とも1回で治癒し、1年の追跡調査では再発していない（由福山『中国針灸』1991年第5期51ページ）。

【カルテ】

某、女性、29歳、作業員。1989年5月18日初診。

本人によると、暑くなったり、働いて汗をかくと、中学の頃から両腋下が非常に臭い。遺伝である。検査すると、両腋下に特有の匂いがあり、特に右側腋下に突起した汗腺が見え、周囲の皮膚が黄色くなっており、左側より臭い。阿是穴を取り、消毒して局所麻酔し、粗火鍼を毛包とアポクリン腺へ45度角で刺入し、上下の嚢胞群を貫いたら抜鍼する。毛包アポクリン腺へ5～10度刺入したあと、綿花で鍼孔周囲を圧迫し、アポクリン腺と少量の血を絞り出し、エリスロマイシン軟膏を塗ってガーゼで覆う。1回の治療で、腋下で突起した汗腺が完全に消え、臭い匂いもなくなり、皮膚も正常に回復していった。追跡調査しても再発していない（由福山『中国針灸』1991年第5期51ページ）。

【備考】

きちんと消毒し、腋窩を清潔にして、感染を防ぐ。

❖ 凍瘡(とうそう)（しもやけ）

【病因】

中医では、先天の稟賦不足により、元気が虚弱になっていることと関係があり、主な病理は、陽気が達しないため、寒気が侵襲して気血が凝滞したものと考える。

【治療】

取穴：中脘。

操作：患者を仰臥位にし、穴位の皮膚を消毒して、中火鍼を白く焼き、すばやく中脘へ12～25mmの深さに速刺速抜する。隔日1回治療する。

【文献】

しもやけ40例に火鍼治療した。阿是穴を取り、細火鍼を赤く焼いて、病巣部へ2～12mmに直刺で速刺速抜し、乾いた綿花で鍼孔を按圧する。隔日に1回治療する。対照群の40例は、ニトロフラゾン凍瘡膏を毎日2回塗り、10日を1クールとする。結果は、治療群が治癒31例、好転8例、無効1例で、有効率97.5％だった。対照群は治癒18例、好転12例、無効10例で、有効率75％だった（余利忠『上海針灸雑誌』2007年第7期29ページ）。

【カルテ】

某、男性、62歳。1990年1月23日初診。

毎年冬になると、両手両足、両耳がしもやけになる。患者は保温しているにもかかわらず、毎年のように爛れて紫色になり、痒く痛んで膿が流れる状態が十年以上続いている。紹介されてきた。診断は、しもやけ。中脘を火鍼で治療する。1回の治療で、その日の午後には腫痛がなくなった。3年の追跡調査では、再発はない（李復明『中国針灸』1998年第3期170ページ）。

【備考】

1. 治療中は保温に注意し、日頃から耐寒能力を高め、血液循環を促す。凍瘡部分を火で暖めたり、湯に浸すのはよくない。

2．中脘穴へ刺鍼すると、胃の蠕動を強め、空腸粘膜ヒダを厚くして密にし、栄養物の消化吸収を高め、凍瘡の治癒を助ける。
3．治療して24時間内は入浴を禁じる。

❖ 褥瘡(じょくそう)

【病因】
中医では蓐瘡(せき)や印瘡と呼ぶ。褥瘡は、久病で身体が弱ったり、長期にベッドで横たわったために、骨の出っ張り部分が圧迫されて経絡が通じなくなり、気血がスムーズに流れず、肌膚が栄養されなくなり、爛れて瘡になり、長びいて治らないものである。それが感染すると、ひどければ急性脊髄炎や敗血症となる。

【治療】
取穴：阿是穴（皮膚損傷部）。
操作：患部を露出させて局部を消毒し、中火鍼を白く焼いて、病巣を取り囲むよう5〜7mmに速刺速抜で囲刺する。これは隔日1回治療する。鍼したあと、棒灸で瘡面へ15〜20分ほど雀啄灸か回旋灸する。これは毎日1回治療する。

【文献】
火鍼で22例の褥瘡を治療した。5号か10号の注射針を赤く焼き、病巣部へ5〜10mmの深さに速刺速抜する。瘡面へ均一に数度ほど焠刺し、気血虧虚には関元と足三里、三陰交を、糖尿病には胰兪（膈兪と肝兪の間）と腎兪を、半身不随ならリハビリを加える。1回の治療で、あまり変化しなければ、3日か1週間後に2度目の治療をする。結果は、22例のうち1例だけ2回治療し、20日で癒合したので著効にしたが、ほかは全員1回で治癒した（閻翠闌ら『中国針灸』2008年第2期104ページ）。

【カルテ】
某、男性、51歳。
交通事故により、胸部、骨盤、寛骨、鎖骨、肋骨、大腿骨などを骨折し、腹腔や下肢に血腫があり、長期にわたって臥せっていた。また身長190cm、体重100kgのため動けず、尾骨付近に3×5cm、深さ2.5cmのピンク色の褥瘡ができ、中心

が爛れて窪み、浮腫となって滲出液が多く、毎日ガーゼを濡らす。潰瘍面の周囲は紫色の癒合した痕がある。腰仙部が痛むが、どこが痛むのか判らず、褥瘡膏を1カ月塗って治療しているが、効果がない。2006年5月29日に中医の協力要請があった。褥瘡に火鍼を1回で20度ほど散刺すると、1週間後に浮腫が消え、腐肉が落ちてカサブタとなり、潰瘍面が癒合した（閻翠蘭ら『中国針灸』2008年第2期104ページ）。

【備考】

火鍼すると病巣が徐々に変性、壊死し、脱落して、新たに肉芽ができ、肌肉が生えて癒合し、瘢痕となる。火鍼には化腐生新、温通気血、消散固結、疎通経絡などの作用がある。

❖ 鶏眼（うおのめ）

【病因】

中医では鶏眼瘡、肉刺、肉刺瘡、脚瘝と呼ぶ。

【治療】

取穴：阿是穴（うおのめ基底部中央）

操作：腹臥位で足底を上に向けて消毒し、粗火鍼を白く焼いて、うおのめの基底部中心へめがけ、根部へ速刺速抜する。うおのめが大きければ囲刺する。抜鍼したあと、鍼孔をヨードチンキ綿花で押さえ、絆創膏を貼る。刺鍼して1週間から2カ月してもうおのめが落ちなければ、2回目の治療する。

【文献】

火鍼で鶏眼58例を治療する。粗火鍼か中火鍼を白く焼き、うおのめの中心部へ根部に達するよう速刺速抜する。うおのめが大きければ、中心の1鍼だけでなく、周囲にも3～5度刺入し、カットバンを貼っておく。結果は、1回で治癒50例、2回で治癒8例だった（高鳳忠『中国針灸』2005年増刊130ページ）。

【カルテ】

某、女性、32歳、公務員。2005年11月23日初診。

右足母指外側に円錐形のうおのめが出来、根が深く、皮膚から盛り上がってい

る。うおのめは円形で、歩くと圧迫されて痛む。鶏眼と診断する。火鍼で母指外側に点刺すると、1回で落ちた。追跡調査で再発はない。

【備考】
1．鶏眼の火鍼治療は軽ければ1回で治るが、大きければ1週間後に2回目の治療すると治る。

❖ 痤瘡（ニキビ）

【病因】
中医学の肺風や粉刺である。脂っこい食品や、濃い味を好むため脾胃の湿熱が上蒸した。また肺経に熱が蘊積し、風邪を感受した。あるいは冷たい水に浸かり、血熱が蘊結したなどで発生する。

【治療】
主穴：陽白、顴髎、大椎、肺兪、曲池、合谷。
配穴：乾燥した便秘には天枢と支溝。肺胃蘊熱には内庭。痰瘀結聚には膈兪と脾兪。湿熱蘊結には足三里と陰陵泉、三陰交。生理不順には血海と太衝を加える。
操作：局部を消毒し、細火鍼を白く焼いて、穴位へ7～12mmに直刺で速刺速抜する。隔日に1回治療する。

【文献】
火鍼で94例の痤瘡を治療した。膈兪、大椎、肺兪、脾兪を取り、5～7mmの深さに速刺速抜する。治療中は、辛い食品を控える。その結果、治癒75例、著効14例、好転4例、無効1例で、有効率98.9％だった（張懐忠ら『中国針灸』1988年第4期37ページ）。

【カルテ】
某、女性、29歳、看護師。2006年2月16日初診。
顔にニキビができて3年、ひどくなって2ヵ月。内蒙古の某病院皮膚科で診察を受け、薬物治療したが効果がない。検査すると、顔面にニキビがあり、額に粟粒ぐらいの丘疹が広がって、半数は褐色の結節である。尖端は膿疱となり、点状に凹んだ瘢痕となって色素沈着している。胸背部にも点状の丘疹がある。口乾、

大便乾結を伴い、紅舌、黄苔、渋脈。診断は痤瘡の結節型。陽白、顴髎、大椎、肺兪、合谷、曲池、膈兪、天枢、支溝を取穴し、細火鍼を白く焼いて、上述した穴位へ7～12mmに直刺で速刺速抜する。隔日1回治療し、3回治療すると丘疹が消え、膿疱が縮み始めた。6回の治療で色素沈着が薄くなり、8回で色素がなくなり、皮膚は正常な色となった。半年の追跡調査で、再発はない。

【備考】
1．辛い刺激物や脂っこい食品を避け、果物や野菜を摂り、便通を保つ。酒や煙草はもちろん、濃い茶も飲まない。徹夜や精神的緊張を避ける。手でニキビを押さえないようにし、感染して瘢痕が残らないようにする。
2．火鍼した日は入浴せず、感染を避ける。

❖ 酒渣鼻（しゅさび）

【病因】
飲酒と関係することが多く、辛いものを食べ、腸胃の積火が上攻して鼻竅に宿り、さらに風寒が外に鬱して、気滞血瘀となるため発生した。

【治療】
取穴：素髎、病変部の阿是穴。
操作：坐位で穴位を消毒し、細火鍼を白く焼いて、素髎、病変部の阿是穴へ点刺したあと、鍼孔を乾いた綿花で押さえる。隔日に1回治療する。

【文献】
毫鍼と火鍼を併用し、32例の酒渣鼻を治療する。両側の迎香、曲池、外関、合谷、足三里、豊隆、太衝を取って毫鍼を刺し、平補平瀉で運鍼する。これは毎日1回治療して、10回を1クールとする。さらに4日ごとに火鍼で患部を点刺する。2クール治療した結果、治癒24例、著効3例、好転5例で、有効率100％だった（闇秀艷『上海針灸雑誌』1999年第2期4ページ）。

【カルテ】
某、女性、45歳、看護師。1996年5月6日初診。
酒渣鼻になって20年以上。鼻全体が赤くテカテカし、皮脂の分泌が多く、眼

鏡の当たる部分には色素沈着がある。患者は、さまざまな治療を受けたが効果がなく、非常に辛い。検査すると鼻が充血して赤くなり、皮脂が溢れて、皮脂腺も広がっている。両側の迎香、曲池、外関、合谷、足三里、豊隆、太衝を取って毫鍼を刺入し、平補平瀉で運鍼する。これは毎日1回治療して、10回を1クールとする。さらに4日ごとに火鍼で患部を点刺する。治療クール間は3日空ける。この方法で2クール治療すると治癒し、患者は非常に喜んだ。2年の追跡調査では、再発はない（閻秀艶『上海針灸雑誌』1999年第2期4ページ）。

【備考】
治療中は皮膚を清潔にし、皮脂が出過ぎて毛穴を塞がないよう注意する。辛いものやハッカのような食品を避け、酒や煙草を吸わない。

❖ 脂漏性角化症（老人斑）

【病因】
老人斑である。高齢になり、気血が皮膚を栄養しなくなって発生する。

【治療】
取穴：病変部の阿是穴。
操作：患部を消毒し、三頭火鍼を白く焼き、盛り上がった色素斑に速刺速抜する。もし斑が多ければ何回かに分けて治療する。1回で治療できなければ、1週間後に2回目の治療をする。

【文献】
顔面にできた老人斑56例に火鍼治療する。三頭火鍼を焼き、患部の皮膚へ接触させる。冷めたら熱し、再度接触させる。何度も繰り返して、色素斑を均一に刺すが、皮膚内へ入れる必要はない。そのあと軽く老人斑の表皮を跳ね上げる。斑が多ければ分けて治療する。56例の患者で、425個の斑が全部消え、瘢痕が残らなかった（雷振萍『針灸学報』1990年第1期26ページ）。

【カルテ】
某、女性、50歳、1988年12月23日初診。
患者の左下瞼に1.5×2cmの濃い楕円形の老人斑があり、頬とコメカミにも0.5

×1cmの薄い老人斑が2つある。斑ができてから何年にもなり、患部が皮膚から少し盛り上がり、触るとザラザラしている。三頭火鍼を焼き、すばやく患部の表皮に当て、再び焼いて烙刺することを繰り返し、色素斑の表面を満遍なく焼いて、最後に軽く斑の表皮を浮かすように擦る。1週間後にカサブタが剥がれ、頬とコメカミは2週間ほどで正常な皮膚となり、左下瞼は1カ月で正常な皮膚となって瘢痕も残らなかった（雷振萍『針灸学報』1990年第1期26ページ）。

【備考】

本疾患に対して火鍼は効果があり、瘢痕も残さず、1～2回で治癒する。

❖ 色素性母斑（アザ）

【病因】

中医の黒痣である。腎経の濁気が降りず、皮膚に結滞して本病となったとする。

【治療】

取穴：病変部の阿是穴。

操作：患部を消毒し、細火鍼を白く焼き、阿是穴に速刺速抜して、乾いた消毒綿で鍼孔を押さえる。隔日に1回治療する。

【カルテ】

某、女性、6歳、小学生。

左眼窩下縁の1cm下に黒いアザがある。米粒ほどの大きさで、表面は滑らかである。3才の時にでき、痛くも痒くもない。色素性母斑と診断した。中火鍼を白く焼き、すばやく点刺する。5日後にカサブタとなって落ち、治った（王旭東『上海針灸雑誌』2007年第8期14ページ）。

【備考】

火鍼して24時間内は入浴せず、水に濡らさないようにする。

❖ 皮膚癌

【病因】

中医学では疣、贅瘤、翻花瘡などに含まれる。

【治療】

取穴：病変部の阿是穴。

操作：患部を消毒し、粗火鍼を白く焼き、病巣周囲へ1～1.5cm間隔で7～12mmの深さに囲刺する。鍼が終わったら乾いた消毒綿で鍼孔を押さえる。隔日に1回治療する。

【文献】

火鍼の囲刺と百霊丹を塗って皮膚癌を治療する。火鍼で皮膚癌周囲を1～1.5cm間隔に速刺速抜で囲刺する。鍼が終わったら百霊丹を塗る。3日に1回火鍼する。結果は、12例中、最短治療が35日、最長で145日、3例が死亡したが、ほかは全員治癒した（李文瑞『2006中国針灸学会臨床分会第十四回全国針灸学術研討会論文集』2006年8月270ページ）。

【備考】

治療だけでなく、栄養を摂って、ゆったりとした精神状態を保つ。

六. 耳鼻咽喉眼科

❖ 結膜炎

【病因】

暴風客熱、暴風、暴発火眼などと呼ぶ。『秘伝眼科龍術論・暴風客熱外障』は「突然に白睛が膨れ、烏睛と瞳仁が覆われ、痒みや痛みがあって、涙が出て目を開けにくい」と書いている。風熱を外感し、風と熱が相搏（結合）して、火が鬱積して不宣となったり、日頃から臓腑に熱が蓄積し、内外の邪が一緒になって白睛を犯したものと考え、白睛が病位で、肝・胆・肺・大腸と関係し、実証が多い。

【治療】

取穴：攅竹、瞳子髎、至陰、少沢、行間、侠渓、大椎、太陽。

操作：穴位を消毒し、まず攅竹と瞳子髎、大椎、太陽を毫鍼で点刺出血させる。次に細火鍼を白く焼いて至陰、少沢、行間、侠渓へ2〜5㎜速刺速抜し、乾いた綿花で鍼孔を押さえる。大椎と太陽は点刺したあと抜罐を加える。隔日に1回治療して3回を1クールとする。

【カルテ】

某、男性、20歳、2010年9月30日初診。

両眼が痛痒くなって2日目。羞明、眼がショボショボと乾燥する、ネバネバした目やにが多い、口乾、便秘、尿黄を伴い、紅舌、薄黄苔、数脈。検査すると、両目の結膜が顕著に充血しており、急性結膜炎と診断する。中医診断では「熱重于風証」であり、疏風清熱の治療をする。太陽と大椎を取り、細火鍼で太陽に点刺して抜罐を加え、中火鍼を大椎へ速刺速抜して抜罐する。毎日1回治療し、2回で治癒した。

【備考】

1．患者の使ったタオルなどを共用しないなど、他の眼にも移らないようにする。眼帯はしない。
2．患者は休息し、充分な睡眠をとり、眼を休める。腹を立てず、辛い刺激物やセックスを禁じる。

❖ 麦粒腫

【病因】

中医では針眼と呼ぶ。風熱を外感したり飲食の失調で、熱邪が胞瞼（眼瞼）に宿ったり、熱が津液と相搏して発生する。病位は胞瞼で、肺や脾胃が関係し、急性は実証だが、再発を繰り返す患者は虚実夾雑が多い。

【治療】

取穴：阿是穴（腫れた中央）、太陽、大椎。

操作：穴位を消毒し、細火鍼を白く焼いて麦粒腫へ速刺速抜する。麦粒腫の底

部まで刺入するが、正常な組織は傷つけない。化膿していれば根部へ点刺し、軽く鍼体を捻って膿を取り出す。太陽と大椎は点刺したあと抜罐する。毎日1回治療して3回を1クールとする。

【カルテ】

某、男性、15歳、2010年8月7日初診。

左下の眼瞼が赤く腫れて2日目。麦粒のような腫れで、触ると痛い。膿はなく、口渇して喜飲し、便秘して溲赤（尿が赤っぽい）。紅舌、黄苔、数脈。針眼と診断し、熱毒壅盛証と弁証する。清熱解毒、消腫止痛を治則とする。阿是穴、大椎、太陽を取る。局部を消毒し、万花油を塗ったあと、細火鍼を白く焼いて、麦粒腫の基底部へ正常組織を傷つけないように2〜3度入れる。そのあと中火鍼を焼いて大椎と太陽を刺し、抜罐する。毎日1回治療して3回で治癒した。

【備考】

1．眼を清潔にし、淡白な食事をする。
2．化膿していれば触らないようにする。触ると菌が頭に回り、危険になる。

❖ 難聴と耳鳴

【病因】

両耳が鳴るものを頭鳴というが、顛鳴や脳鳴とも呼ぶ。耳鳴は、軽いものを重聴（聞き返す意味）、ひどければ耳聾と呼ぶ。『雑病源流犀燭・巻二十三』に「耳鳴は、耳聾の初期である。ただ気閉による難聴は鳴らない。その他の難聴は、必ず最初に耳鳴がある」と書いている。風熱の侵襲や情志の内傷、飲食失調、久病による体虚、労倦縦欲（過労や欲望のまま行動する）などにより、邪気が閉塞して耳竅が通じなくなったり、精や気血不足によって耳竅が栄養されないことが原因で、病位が耳にあって肝腎脾と関係がある。進行が速く、発病して間がなければ実証が多いが、徐々に進行し、発病して時間を経ていれば虚証が多い。

【治療】

取穴：聴宮、聴会、耳門、翳風、外関、関衝、足臨泣、足竅陰、行間、内庭。

操作：聴宮、聴会、耳門は、口を開いて取穴する。外感なら聴宮と翳風、肝火

や痰火なら耳門や聴会、他の証なら耳門、聴宮、聴会から1穴選び、いずれも翳風と併用して毫鍼を刺入し、酸麻脹などの鍼感を内耳へ伝わらせる。そのあと穴位を消毒し、細火鍼を白く焼いて、手足の穴位を2mmの深さに速刺速抜する。そして乾いた綿花で鍼孔を押さえる。隔日に1回治療する。

【カルテ】

某、男性、19歳、1984年5月4日初診。

17年前、日本脳炎にかかり、それは治癒したが難聴となり、いろいろ治療したが治らなかった。検査すると左側の聴力が失われ、右耳は1m以内なら大きな声で呼ぶと聞こえる。右耳は耳鳴を伴う。耳聾耳鳴と診断する。火鍼の鍼尖に、少量の動植物混合油と煉丹昇化硫黄の混合粉を付け、穴位を消毒して火鍼をアルコールランプで焼いた後、すばやく穴位に点刺する。穴位は、耳門、聴宮、聴会を主穴とし、翳風、腎兪、外関、中渚、角孫、完骨、上関、瞳子髎、天窓、糸竹空などを配穴する。主穴は全部取り、配穴は3組に分けて毎回1組を使う。3日に1度は火鍼し、火鍼のない日は同じ穴位に毫鍼する。1回治療すると右耳鳴が止まって、3m以内でも大きな声なら聞こえるようになった。3回治療すると右耳の聴力がほぼ正常に回復し、左耳は拍手の音が聞こえるようになった。5回治療すると左耳も大きな声なら話が聞き取れるようになり、1クールで治癒して両耳ともひそひそ話ができるようになった。現在でも両耳の聴力とも正常である（『四川中医』1988年第45期）。

【備考】

1．火鍼治療は耳鳴や難聴に効果があるが、鼓膜が破れたために聴力が完全に失われた患者では効果が悪い。
2．規則的な生活と精神の安定が、耳鳴や難聴患者に大切である。辛いものを食べず、疲労しないようにし、セックスを節制して、穏やかな心を養い、気持ちをゆったりさせて、外耳道を清潔に保つ。寝る前は湯で足を洗い、火を下元へ引き戻せば耳鳴りを軽くできる。
3．耳に毒性のある抗生物質の使用を避け、どうしても必要ならば聴力をモニターしながら使う。騒音刺激を避ける。
4．耳鳴や難聴は全身疾患の症状の1つだったりするケースもある。原因が分か

ったら、原発病巣の治療も併用する。

❖ 花粉症（アレルギー性鼻炎）

【病因】
　中医では鼻窒や鼻槁、鼻鼽である。鼻詰まり、鼻水、クシャミ、鼻が痒い、嗅覚減退などが主な症状である。正気が虧虚となって六淫を外感し、邪気が壅滞したため鼻竅が通じなくなったり、清陽が昇らないため鼻竅を栄養できないものだが、鼻は肺脾腎と関係している。急性鼻炎は実証だが、慢性やアレルギー性は虚証や虚実夾雑である。

【治療】
　取穴：迎香、鼻通、印堂、上星、通天、厲兌、商陽。
　操作：まず穴位を消毒して毫鍼を取り、印堂と迎香、鼻通は鼻に向けて刺入し、酸麻脹の感覚を鼻に発生させる。そのあと細火鍼を白く焼いて、上星、通天、商陽、厲兌へ2mmの深さに速刺速抜し、乾いた綿花で鍼孔を押さえる。急性なら毎日1回治療して3回を1クールとし、慢性やアレルギー性なら隔日に1回治療して10回を1クールとする。

【カルテ】
　某、男性、42歳。
　鼻塞、鼻痒、流涕となって2年。2年前から無色透明な鼻水が流れ、鼻づまりして鼻が痒く、クシャミ、納差（食欲不振）、腰膝酸軟となる。アレルギー性鼻炎と診断された。淡舌、薄白苔、細脈。肺気不足、脾腎陽虚のところへ風寒が入ったと弁証した。温陽益気、祛風散寒を治則とし、百会、上星、印堂、迎香、合谷、大椎、風門、肺兪、脾兪、腎兪、関元を取穴する。関元には温灸するが、他は火鍼で点刺する。3クール治療すると治癒した。その後、治療効果を固めるため毎月1回施灸し、これを1年続けた。治療して3年になるが、いまだに再発していない（賀普仁『中国現代百名中医臨床家叢書』北京・中国中医薬出版社2007年8月）。

【備考】
1．鼻炎に対する鍼灸は効果が良く、一般に2～3回で治る。慢性の治療には回数がかかるが、慢性鼻炎と慢性肥厚性鼻炎には効果がよい。
2．急性期には休憩し、消化しやすくて栄養価の高い食品を摂り、湯をたくさん飲んで便通を保つ。辛いものや加熱した食品を避け、酒や煙草を慎み、運動して抵抗力をつける。
3．アレルギー性鼻炎ではアレルゲンを見つけ、それと接触しないようにする。

❖ 副鼻腔炎（蓄膿症）

【病因】
中医では鼻淵である。慢性が多く、黄色く濁った鼻水が出て、量が多くて止まらないなどが特徴で、頭痛、鼻詰まり、嗅覚減退などを伴い、重症ならば眼窩内や脳内感染も併発する。風熱の外感、情志による内傷、飲食失調、久病で身体が虚すなどが原因で、邪気が鼻道に壅滞して津液を蒸し上げたり、正気が虧虚となって固摂できないために起こり、病位が鼻で、肺、胆、脾胃と関係する。脳瀉や脳崩、脳漏とも呼ばれ、昔は津液が煮詰められて黄色な痰が出来、それが鼻から漏れたり、固摂できないために脳が漏れると考えられて、脳瀉や脳漏などという名称となった。虚実があり、実証は発病が急激で、病歴が短い。虚証は病歴が長くて治りにくい。

【治療】
取穴：迎香、鼻通、印堂、上星、四白、通天、厲兌、商陽。
操作：まず穴位を消毒して毫鍼を取り、印堂と迎香、鼻通は鼻に向けて刺入し、酸麻脹の感覚を鼻に発生させる。そのあと細火鍼を白く焼いて、上星、通天、商陽、厲兌へ2㎜の深さに速刺速抜し、乾いた綿花で鍼孔を押さえる。

【カルテ】
某、男性、20歳、2009年11月5日初診。
鼻づまりと鼻水が流れるようになって3年。鼻づまりは悪化したり軽減したりしている。白くてネバネバした鼻水で、少し風寒に遭うと悪化して鼻水が増え、

頻繁にクシャミが出て、嗅覚が減退し、頭暈や頭脹（腫れぼったい）する。普段から風を嫌って風邪をひきやすい。食欲は普通、良く眠れ、大小便も順調、淡舌、薄白苔、緩弱脈。副鼻腔炎と診断。肺気虚寒証と辨証し、温肺散寒を治則とする。上星、通天、商陽、厲兌を取穴して穴位を消毒し、細火鍼の鍼尖に万花油を滴らして焼き、速刺速抜する。毎日1回治療して10回治療すると症状が改善し、30回治療すると顕著に好転した。

【備考】
1．副鼻腔炎に火鍼は効果があるが、鼻洞に膿が多く溜まって塞がっていれば、すぐに排膿しなければならない。
2．辛い刺激物や酒、煙草を禁じる。身体を鍛え、免疫力を高める。
3．稀に脳内感染することがあるので、聴力や視力の低下に注意する。

❖ 扁桃腺炎

【病因】
中医では乳蛾と呼ぶ。腫れた扁桃腺がカイコの繭のように見えることから、蛾が生まれる意味で乳蛾である。乳は生む意味である。六淫を外感し、熱病の後で、身体が虚していることが原因となり、風熱や熱毒、痰と瘀血が喉核（扁桃腺）で搏結したり、慢性では虚火上炎で起こる。病位は咽喉にあり、肺脾腎と関係する。急性は実熱証だが、慢性で発作を繰り返すものは腎陰虚や虚実夾雑である。

【治療】
取穴：阿是穴（喉核の腫れた部分）、魚際、商陽、少商、耳尖。
操作：阿是穴は、細火鍼を白く焼いて速刺速抜するが、正常組織を傷つけない程度に扁桃腺の白点やレモン色の膿点を全て点刺する。商陽、少商、耳尖は2mmほど速刺速抜して点刺出血させる。

【カルテ】
某、女性、30歳。
慢性扁桃炎になって3年あまり。長年にわたって喉がイガイガし、異物感があって、いつも風邪をひいたり疲れると悪化する。咽が痛くて痰が多く、呑み込み

にくい。毎年何回も再発し、長いこと治療しているが治らない。専科で検査したところ、両側の扁桃腺が1度に腫れ、表面は滑らかで膿栓の付着はなく、充血もしていない。直径5mm前後の特製火鍼を焼き、赤くなったらゴマ油を滴らし、すぐに扁桃腺を焼く。毎回10〜20度ほど焼いて、扁桃腺の表面を黒褐色にする。2〜3日に1回焼く。5回焼くと治癒した。扁桃腺の残った部分もあるが、1年ほど経過観察した結果、再発しなかった（『中医薬学報』1987年第6巻・第29期）。

【備考】
1．火鍼は咽喉腫痛に優れた効果がある。急性扁桃炎では徹底的に治療しないと、慢性化して治りにくくなる。しかし原発疾患も治療する。
2．口腔を清潔にし、近隣組織の疾患をすぐに治療する。辛い刺激物を避け、酒や煙草を慎む。
3．休息し、あまりしゃべらないようにする。
4．身体を鍛えて免疫力を高める。

❖ **慢性咽頭炎**

【病因】
中医では喉痹である。温熱病の後、飲食の失調、情志による内傷、過剰なセックスなどで痰火や瘀血が咽喉に壅滞したり、正気の虧虚によって咽喉が栄養されないことが原因で、肺脾腎と深い関係がある。慢性なので虚証が主だが、虚実夾雑もある。乳蛾と同じような病機である。

【治療】
取穴：扶突、天突、廉泉。
操作：患者を仰臥位にして穴位を消毒し、細火鍼を白く焼いて、扶突へ直刺する。天突は鍼尖を少し下へ向けて斜刺する。廉泉は舌根部へ向けて斜刺する。いずれも7〜10mmに速刺速抜し、そのあと各穴の周囲にも2〜3度ほど5mmの深さに点刺する。隔日1回治療する。

【文献】
火鍼で56例の慢性咽頭炎を点刺治療する。細火鍼を赤く焼き、廉泉、天突、

扶突へ7〜10mmの深さに速刺速抜する。そのあと穴位の周囲へ2〜3度、5mmの深さに点刺する。さらに咽頭後壁で増殖した濾胞や拡張した小血管を1〜2カ所ほど、平頭火鍼を使って2mmの深さに烙刺する。隔日1回治療して10回を1クールとした。56例を1クール治療した結果、治癒30例、著効14例、有効8例、無効4例で、有効率92.9%だった（関健美ら『中国針灸』2001年第8期488ページ）。

【カルテ】

某、女性、58歳、山西省霊石県人。2005年6月18日初診。

咽頭部の不快感を訴え、異物感が10年以上あるという。刺激性の咳を伴い、明け方に咳すると粘液状の分泌物が出て、歯磨きで頻繁に乾嘔する。今回は情緒変化のため症状が悪化して3カ月になる。冷凍や噴霧、ペニシリンなどで治療したが効果が悪いので来院した。検査すると咽頭後壁のリンパ濾胞が増殖し、分泌物が付着している。そこで火鍉鍼を赤く焼いて、発病した粘膜表層へ烙刺する。1回の治療で症状が消えた（王海軍ら『針灸臨床雑誌』2008年第1期30ページ）。

【備考】

治療中は、辛い刺激物や乾燥した食品を避け、酒や煙草を慎む。

❖ 歯痛

【病因】

中医では牙痛と呼ぶ。中国では前歯を牙、奥歯を歯と呼ぶからである。『霊枢・経脈』では、手陽明大腸経が下歯へ、足陽明胃経が上歯に入っており、風熱に外襲されたり、胃火熾盛などで火邪が経脈を上炎すると歯痛が起きるとしている。また腎が骨を管理し、歯は骨の余りなので、腎陰不足では虚火が上炎して虚火牙痛となる。やはり乳蛾や喉痺と同じような病機のメカニズムで発生する。だから病因が風寒や風熱の外襲、飲食の失調、稟賦不足や久病、高齢などで、病機が風寒火邪が経絡を阻滞し、気血と相搏（戦う）して痛み、病位は歯で、胃胆肝腎と関係する。虚実があり、急性で歯茎が赤く腫れるものは実証が多く、慢性で歯が動き、歯痛もひどくなく、腫れも目立たないものは虚証である。

【治療】

取穴：阿是穴（腫れた歯茎）、下関、頰車、合谷。

操作：阿是穴は、細火鍼を白く焼いて浅く点刺出血させる。下関と頰車、合谷は2〜5mmに速刺速抜する。

【カルテ】

某、男性、55歳、1990年8月27日初診。

日頃から歯痛歴がある。現在は左上歯痛がひどく、口渇、便秘を伴う。黄苔、弦数脈。実火牙痛と弁証し、すぐに左側の下関と頰車、そして右内庭を毫鍼で刺した。毫鍼で瀉法すると痛みが止まったので30分留鍼した。ところが抜鍼すると再び痛くなったので、細火鍼を白く焼いて、左の下関と頰車へ20〜25mmの深さに速刺速抜すると、すぐに痛みが止まった。半年後も再発していない（『四川中医』1991年第49期）。

【備考】

1. 鍼灸は歯痛に優れた効果があり、1回の治療で痛みが止まって治癒する。しかし虫歯による痛みでは一時的な鎮痛効果しかなく、虫歯を治療しないと痛みが消えない。
2. 口腔を清潔にし、硬すぎるものや冷熱酸甘いなどの刺激物を避ける。
3. 歯痛を起こす原因は多いが、特に三叉神経痛との鑑別が重要である。本疾患では感染を深部に進行させないように注意する。

❖ 口内炎

【病因】

中医では口瘡や口疳である。やはり口の中は同じような病機で、飲食不節、情志の傷、労倦などにより、熱が盛んとなって肉が腐ったり、寒湿による瘀阻が起きて粘膜が栄養されないなどと考え、脾胃や肝腎と関係があるとする。虚実があり、他の口腔疾患と同じように実証は急性で、慢性は虚証が多い。

【治療】

取穴：阿是穴、合谷、地倉、頰車。

操作：潰瘍の大きさによって細火鍼か三頭火鍼を選び、白くなるまで焼いたあと、潰瘍面に2〜3度ほど点刺する。3日しても治らなければ再度点刺する。

【文献】

火鍼で57例の口内炎を治療する。止血鉗子で三頭火鍼を持ち、赤く焼いて潰瘍面を点刺する。各潰瘍に1〜5度ずつ点刺する。その結果、治療中の1例を除いて、全員が1回の治療で治癒した（文本超ら『中国針灸』1994年増刊号332ページ）。

【カルテ】

某、男性、27歳、1996年5月3日初診。

再発性の口内炎になって6年。いつも精神的なことで誘発される。この1週間は口や舌に潰瘍ができ、痛くて耐え難く、お茶を飲んだり食事がしにくい。検査すると、舌縁、歯茎、頬粘膜に大豆かトウモロコシ大の潰瘍が6〜7カ所あり、黄色い偽膜で覆われ、潰瘍の周りは粘膜水腫になっている。紅舌、わずかに黄苔、少し滑数脈。すぐに火鍼で潰瘍面を点刺し、呉茱萸を古酢で溶いて湧泉穴へ塗りつけ、麝香壮骨膏（サロンパス）で貼り付けると、痛みがかなり減った。2回の治療で諸症状が消え、現在も再発していない（朱少可『中国針灸臨床雑誌』1998年第11期677ページ）。

【備考】

1. 火鍼は温通経脈の作用が強く、潰瘍面を点刺すれば通経散火、祛腐斂瘡、殺菌止痛の効果があり、一般に火鍼治療して5〜30分ほどで痛みが激減するか消失し、3日以内に潰瘍が消える。
2. 辛い刺激物を少なめ、煙草や酒を慎み、口腔を清潔にし、適度に仕事して、充分な睡眠とゆったりした心を保つ。身体を鍛えて免疫力をアップする。

【著者紹介】

淺野　周（あさの　しゅう）

　　中国医学翻訳家　鍼灸師（北京堂鍼灸）

　翻訳書
　　『全訳経絡学』『全訳中医基礎理論』『全訳中医診断学』『全訳鍼灸治療学』『全訳鍼法灸法学』『全訳鍼灸医籍選』『実用急病鍼灸学』『鍼灸療法・治療編』『鍼灸療法・歴史と展望編』『鍼灸院開業マニュアル』『鍼灸院開業マニュアル・北京堂式治療のパターンDVD』（たにぐち書店）『鍼灸学釈難』『経外穴110選』『鍼灸実技71選』『急病の鍼灸治療』『難病の鍼灸治療』（源草社）『刺血療法（共著）』（緑書房）『完訳鍼灸大成』『刺鍼事故』『最新鍼灸治療165病』『美容と健康の鍼灸』『頭皮鍼治療のすべて』（三和書籍）

　略歴
　　1956年　島根県生まれ
　　1985年　学生時代に三寸三番を使った大腰筋刺鍼を開発
　　1987年　明治東洋医学院鍼灸科卒
　　1990年　北京中医学院針推系進修生終了
　　1990年　地元の島根で北京堂を開業
　　1998年　北京堂ホームページを開設。治療法を公開
　　2003年　東京にて後進に鍼灸治療を指導

　　三寸鍼を使った大腰筋刺鍼で知られている。

火鍼マニュアル

2013年9月25日　第1版第1刷発行

著　者　　淺野　周
　　　　　©2013 Syu Asano
発行者　　高橋　考
発　行　　三和書籍

〒112-0013　東京都文京区音羽2-2-2
電話 03-5395-4630　FAX 03-5395-4632
info@sanwa-co.jp
http://www.sanwa-co.com/
印刷／製本　日本ハイコム株式会社

乱丁、落丁本はお取替えいたします。定価はカバーに表示しています。
本書の一部または全部を無断で複写、複製転載することを禁じます。

ISBN978-4-86251-156-0 C3047

ご購読者限定
「火鍼」サンプルをプレゼント

【プレゼント内容・注意事項】

　火鍼のサンプル（細火鍼１本、中火鍼１本の計２本）を進呈いたします。

❖ 本書を購読し、ご応募いただいた医師・鍼灸師・学生に、メール便にてお送りいたします。

❖ 火鍼は医科向けの鍼です。医師および鍼灸師以外は使用できませんのでご注意ください。

❖ プレゼントする火鍼は、あくまでサンプルで、滅菌処理・無菌包装等は施しておりません。実際のご使用時の安全性は保証できませんので、ご注意ください。

❖ プレゼントの発送は、日本国内のみとさせていただきます。

❖ プレゼント内容を理由とする本書の返品・返金には一切応じられません。

❖ ご応募の受付およびプレゼントの発送は、株式会社サンワヘルスデザインが行います。

❖ 本プレゼントの応募を通じてご提供いただきました読者様の個人情報は、著者・淺野先生および著者の運営する鍼灸院「北京堂」と、本書発行元の出版社・三和書籍（当社）、本プレゼント企画を運営する株式会社サンワヘルスデザインのみが閲覧・使用し、本プレゼントの運営に関すること以外の目的で使用することはありません。本プレゼントを通じて得る個人情報は、読者様のご了承をいただかない限り、第三者に開示することは一切ありません。

❖ 下記のホームページでも、本プレゼント企画のご案内をしておりますので、ご確認ください。

　http://www.sanwa-co.com/
　（三和書籍ホームページ）

国内では入手困難な火鍼。
読者の中には実物を手にしたことのない方もいらっしゃるでしょう。
そこで、著者の淺野周先生が本場・中国へ赴き厳選した
細火鍼と中火鍼を各１本、サンプルとして進呈いたします。
下記のプレゼント内容・注意事項、応募要領をよくお読みのうえ、
ふるってご応募ください。

【応募要領】

下記の応募要領をご確認のうえ応募書類一式を封書にてご郵送ください。

❖ 応募先

〒113-0034 東京都文京区湯島2-14-8ヒダビル２Ｆ
株式会社サンワヘルスデザイン 「火鍼」プレゼント係
電話：03-3835-0183

❖ 添付書類について

① 医師・鍼灸師の免許証、学生証の写し（医師、鍼灸師の有資格者、または学生であることを明確に証明する書類の写し）

② 本書のカバーに印刷されている「応募券」（コピー不可。切り取って同封のこと）

上記２つを、必ず同封してください。

❖ 応募書類明記事項

下記の記入欄にご記入の上、切り取って同封してください。

------- キリトリ線 -------

郵便番号	〒	
ご住所		
医院・鍼灸院・クリニック・学校名		
ご氏名		様
お電話番号		
Ｅメールアドレス	@	

キリトリ線

三和書籍の好評図書
Sanwa co.,Ltd.

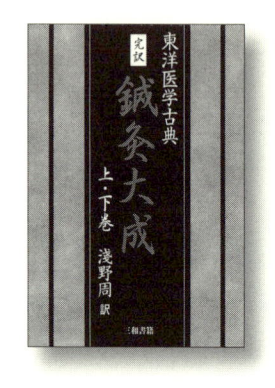

完訳 鍼灸大成　上下巻

楊継洲　著　淺野周　訳
四六判／上製／642頁　本体 14,286 円＋税

鍼灸学術の集大成、空前絶後の作品の完訳。現代でも必読書。

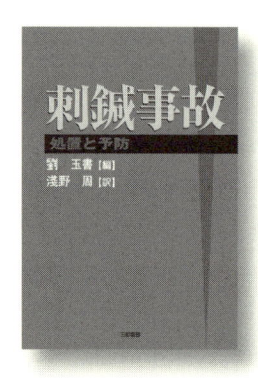

刺鍼事故
——処置と予防——

劉玉書　編　淺野周　訳
A5判／並製／406頁　本体 3,400 円＋税

中国で1998年11月に出版された『鍼刺事故・救治与預防』中医古籍出版社の翻訳本。著者は1988年に出版された『鍼刺事故類案選析』という本を補足して、本書を作った。神経系、呼吸器系、循環器系、消化器系、泌尿生殖器系、視聴覚器官に対する間違った刺鍼例を列挙し、それによってもたらされる症状、ミスをしたときの処置方法、重要な臓器を刺鍼してしまったときの症状などが述べられている。

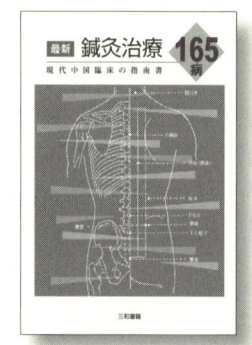

最新鍼灸治療 165 病
——現代中国臨床の指南書——

張仁　編著　淺野周　訳
A5判／並製／602頁　本体 6,200 円＋税

腎症候性出血熱、ライム病、トゥレット症候群など近年になって治療が試みられてきた病気への鍼灸方法を紹介。心臓・脳血管、ウイルス性、免疫性、遺伝性、老人性など西洋医学では有効な治療法がない各種疾患、また美容性質患にも言及。鍼灸実務に携わる方、研究者の必携書。

三和書籍の好評図書
Sanwa co.,Ltd.

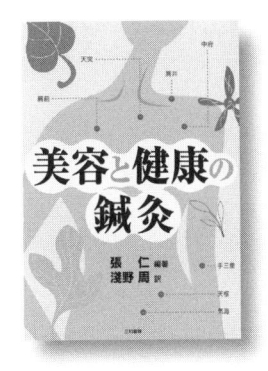

美容と健康の鍼灸

張仁　編著　淺野周　訳
A5判／並製／408頁　本体3,980円＋税

伝統的な鍼灸医学は、人を健康にして寿命を延ばし生活の質を高めることに貢献してきました。本書は鍼灸による、依存症を矯正する方法、美容法、健康維持の方法を紹介していきます。

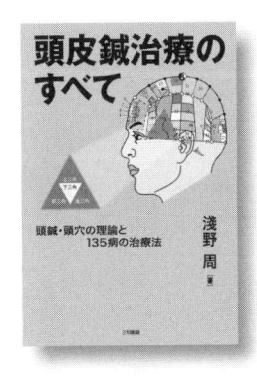

頭皮鍼治療のすべて
——頭鍼・頭穴の理論と135病の治療法——

淺野周　著
A5判／並製／273頁　本体4,200円＋税

本書は、頭鍼を網羅した体系書である。その内容は、各種頭鍼体系のあらましから詳細な説明、頭鍼と頭部経絡循行との関係、治療原理、取穴と配穴、最新の刺法を含めた操作法、併用する治療法、気をつけるべき刺鍼反応と事故、というように頭鍼理論の解説から実践治療の紹介まで幅広い。すべての鍼灸師、医師必携の書。

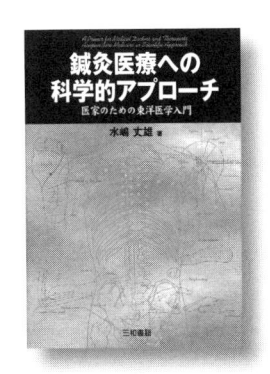

鍼灸医療への科学的アプローチ（2刷）
——医家のための東洋医学入門——

水嶋クリニック院長　水嶋丈雄　著
B5判／上製／120頁　本体3,800円＋税

鍼灸治療の科学的根拠を自律神経に求めた理論と実践の書。

三和書籍の好評図書
Sanwa co.,Ltd.

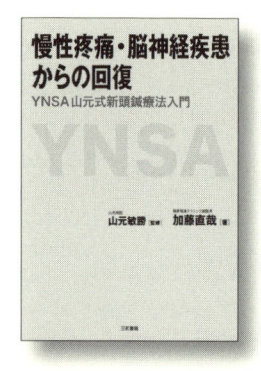

慢性疼痛・脳神経疾患からの回復
――YNSA山元式新頭鍼療法入門――

山元病院 山元敏勝　監修
健康増進クリニック副院長 加藤直哉　著
A5判／並製／200頁　本体3,300円＋税

世界で1万人以上の医師が実践する脅威の頭鍼治療法YNSA。すべての痛み、神経症状、不定愁訴などに即効性のある治療効果がある他、リハビリ以外に治療法がないとされる脳梗塞などにも顕著な効果を発揮する。

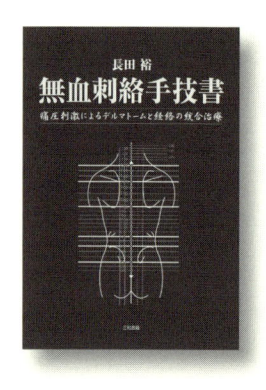

無血刺絡手技書
――痛圧刺激法によるデルマトームと経絡の統合治療――

長田裕　著
B5判／上製／147頁　本体6,000円＋税

医学界に衝撃を与えた前著『無血刺絡の臨床』から三年。ついに待望の続編が刊行！　本書は、脳神経外科医である著者がデルマトーム理論を基に臨床経験を積み上げる中で無血刺絡の実技を改良してきた成果を解説した。

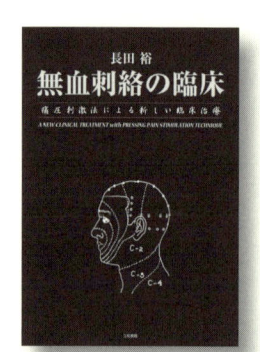

無血刺絡の臨床 [第2版]
――痛圧刺激法による新しい臨床治療――

長田裕　著
B5判／並製／307頁　本体9,000円＋税

薬を使わず刺抜きセッシを用いて皮膚を刺激する新治療法。